乡村振兴之职业技能提升系列培训教材

母婴护理员
（月嫂）

郭宏翠　　王志林　　刘黎美 ◎ 主编

- 培训技能人才
- 推动乡村振兴
- 助力农民增收致富

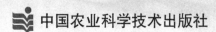
中国农业科学技术出版社

图书在版编目（CIP）数据

母婴护理员 / 郭宏翠，王志林，刘黎美主编. —北京：中国农业科学技术出版社，2020.9

ISBN 978-7-5116-4931-7

Ⅰ.①母… Ⅱ.①郭…②王…③刘… Ⅲ.①产褥期-护理②新生儿-护理 Ⅳ.①R714.61②R174

中国版本图书馆 CIP 数据核字（2020）第 148369 号

责任编辑	崔改泵　李向荣
责任校对	贾海霞

出 版 者	中国农业科学技术出版社
	北京市中关村南大街 12 号　邮编：100081
电 话	（010）82109194（出版中心）（010）82109702（发行部）
	（010）82109709（读者服务部）
传 真	（010）82106650
网 址	http://www.CASTP.cn
经 销 者	各地新华书店
印 刷 者	北京富泰印刷有限责任公司
开 本	880mm×1 230mm　1/32
印 张	3.75
字 数	105 千字
版 次	2020 年 9 月第 1 版　2020 年 9 月第 1 次印刷
定 价	20.00 元

前　言

　　母婴护理员的俗称是月嫂，主要是专业护理产妇与新生儿，服务的内容以月子护理为主，新生儿的护理占 80%，产妇的护理占 20%。母婴护理员属于高级家政人员，不同于一般的家政护理员。通常情况下，母婴护理员工作集保姆、护士、营养师、厨师、保育员、保洁员的工作性质于一身。通常母婴护理员服务时间是 24 小时（实际有效工作时间为 18 小时），且大多母婴护理员是在客户家里提供服务。

　　本书内容包括母婴护理员的概述、新生儿日常护理、新生儿疾病与意外伤害的预防和护理、产妇日常生活护理、产后疾病预防与护理、产褥期的卫生保健、特殊产妇护理等内容。本书详细介绍了月嫂各项工作的操作步骤、技巧以及应该注意的细节，为月子护理提供了切实的工作指南，让从事母婴护理员工作的初学者易于理解和记忆。

编　者

目　录

第一章　母婴护理员的概述 …………………………… （1）

　　第一节　母婴护理员岗位职责 ………………………… （1）

　　第二节　母婴护理员的素质要求 ……………………… （3）

　　第三节　母婴护理员的职业道德 ……………………… （4）

　　第四节　母婴护理员的仪表礼仪 ……………………… （5）

　　第五节　母婴护理员必知法律知识 …………………… （7）

第二章　新生儿日常护理 ……………………………… （12）

　　第一节　新生儿日常护理 ……………………………… （12）

　　第二节　新生儿专业护理 ……………………………… （31）

　　第三节　新生儿保健 …………………………………… （37）

　　第四节　新生儿的预防接种 …………………………… （52）

　　第五节　婴儿抚触 ……………………………………… （56）

第三章　新生儿疾病与意外伤害的预防和护理 ……… （60）

　　第一节　新生儿常见疾病的护理 ……………………… （60）

　　第二节　新生儿常见意外的预防和护理 ……………… （67）

第四章　产妇日常生活护理 …………………………… （70）

　　第一节　产妇饮食护理 ………………………………… （70）

　　第二节　产褥期卫生护理 ……………………………… （72）

第五章　产后疾病预防与护理 ………………………… （76）

　　第一节　子宫恢复与恶露观察 ………………………… （76）

　　第二节　会阴部护理 …………………………………… （77）

　　第三节　乳房护理 ……………………………………… （78）

　　第四节　剖腹产护理 …………………………………… （81）

　　第五节　尿潴留 ………………………………………… （82）

第六节　尿失禁 ……………………………………（82）

第七节　褥汗 ………………………………………（83）

第八节　便秘 ………………………………………（83）

第六章　产褥期的卫生保健 ………………………（85）

第一节　产褥期产妇的饮食护理 …………………（85）

第二节　产褥期产妇的卫生指导 …………………（99）

第七章　特殊产妇护理 ……………………………（104）

第一节　高龄产妇的护理 …………………………（104）

第二节　剖腹产产妇的护理 ………………………（106）

主要参考文献 ………………………………………（110）

第一章　母婴护理员的概述

第一节　母婴护理员岗位职责

一、母婴护理员的定义

母婴护理员（月嫂）是专业护理产妇与新生儿的专业化家庭服务人员。她们肩负着一个新生命和一位母亲安全、健康的重任，有些还要料理一个家庭的生活起居。通常情况下，母婴护理员的工作集保姆、护士、厨师、保育员的工作性质于一身。

二、母婴护理员的级别

母婴护理员的工作内容比较单一但又较为繁杂，要求从业者有极强的责任心。按照服务技能，母婴护理员通常被分为初级、中级、高级 3 个级别。

（一）初级母婴护理员

定位初级的服务人员应具备以下技能。

（1）指导哺乳、喂养（母乳、人工、混合喂养）。

（2）为新生儿洗澡、穿衣、换洗尿布。

（3）新生儿衣物、奶具、用具的清洗及消毒。

（4）在发现新生儿异常情况时及时报告，能处理轻微外伤和烫伤。

（二）中级母婴护理员

定位中级的服务人员应具备以下技能：

（1）新生儿抚触，测量体温和体重，观察大小便、口腔、黄疸，脐部的护理。

（2）红臀、尿布疹、发热、腹泻、便秘、啼哭等疾病的观察及护理。

（三）高级母婴护理员

定位高级的服务人员必须具备以下技能：

（1）进行新生儿的早期智力开发和启蒙训练。

（2）为新生儿做被动操。

另外，高级别的母婴护理员必须掌握低级别人员的技能。

三、母婴护理员岗位职责

母婴护理员的服务对象主要是新生儿和产妇，新生儿的护理约占 80%，产妇的护理约占 20%，服务的内容以月子护理为主。

（一）新生儿的护理

（1）母乳喂养指导，做到早开奶、早接触、早吸吮和按需哺乳，熟练完成婴儿喂养（母乳、人工、混合喂养）。

（2）清洁消毒用具，换洗婴儿尿布及衣服。

（3）为婴儿洗头、洗澡，做面部、脐部、臀部护理。

（4）适时给婴儿做抚触和被动操，开展新生儿早教。

（5）观察婴儿大小便，观察婴儿有无身体异常，及时提醒，协助治疗。

（6）照顾婴儿夜间睡眠和饮食。

（二）产妇的护理

（1）指导乳房护理（早开奶，协助产妇对乳汁淤积的排空，乳房肿胀的按摩）。

（2）根据产褥期营养需求，安排膳食计划，指导产妇饮食，促进早下奶。

（3）帮助产妇下床，指导产妇早期适度运动，利于产妇恶露排出，促进身体恢复。

（4）做好产妇产后心理疏导，协助度过母婴磨合期，预防产后抑郁。

（5）帮助产妇清洁伤口，给产妇擦身、换洗衣物。

第二节 母婴护理员的素质要求

一、良好的道德品质

一个人道德品质差，自私自利、虚伪狡猾，就不会有好的精神面貌，更不可能给人留下良好的印象。良好的道德品质，首先是要诚实。诚实是做人的基本品质，应做到表里如一，使人信赖。有的服务人员为了获得别人的好感或满足自己的虚荣心，故作姿态，表现虚伪，这虽然可能能一时获得别人的好感，但最终必将因为虚伪而被大家疏远。其次是有正义感，在生活中，要一身正气，不惧邪恶。

二、健康的身体

因为要与孕产妇和婴儿密切接触，母婴护理员的健康往往成为雇主最关心的问题。所以，从事母婴护理工作，必须具备相关的体检证明。

三、具备相应的技能

一般来说，母婴护理员必须经技能培训合格后才能上岗，培训内容主要包括产妇护理和新生儿护理两部分。产妇护理知识：如产妇的饮食特点及营养搭配知识、产妇起居特点及护理知识、产妇常见病与应对措施等，另外，还要学会教产妇如何做产妇操等；新生儿的护理知识：如了解新生儿的生长发育特点，新生儿常见病及预防（如湿疹、红臀、脐带炎等），新生儿抚触知识等。

四、良好的人际沟通能力

月子护理工作需要与家庭人员打交道，这就要求母婴护理员不断提高语言表达能力，学会与家庭成员友好相处，在工作中做到以诚相待，善于与他人协作完成任务，以取得他人的信赖和配合。

第三节　母婴护理员的职业道德

职业道德是指从事一定职业的人们，在其特定的工作或劳动中所应遵循的带有职业特点的道德规范的总和。对于母婴护理员职业，其基本职业道德要求有以下两个方面。

一、强烈的工作责任感

要有条不紊地做好本职工作，设身处地地为雇主着想，让雇主对自己工作满意，解除雇主的后顾之忧。

二、对工作有耐心，对人有爱心

对每一个人来说，能做到真诚热心地对待所服务的对象，则会受到他人的欢迎。相反，如果虚情假意，言行不一，不尊重他人，甚至恶语伤人，这些都会使人感到你不能与人为善，而不愿与你相处。

母婴护理员用自己的善良与爱心真挚地为雇主服务，一定会得到雇主的尊重和欣赏。

第四节 母婴护理员的仪表礼仪

注重仪容仪表、礼节礼貌，有助于母婴护理员更好地开展工作。

一、整体仪表

一个人的仪容仪表是很重要的。作为一个合格的母婴护理员，要关注自己的整体仪表，具体要求是：

（1）面部洁净，经常梳洗头发，不要有头皮屑，发型要大方，不得使用有浓烈气味的发乳及香水。

（2）不准浓妆艳抹，需要时可化淡妆，不涂指甲油，不穿过分暴露、紧身、艳丽的衣服。

（3）注意要勤洗手，经常洗澡，手指甲和脚趾甲应保持短而洁净，经常更换内衣。

（4）鞋要保持整洁。

（5）饭后漱口，保持口腔清洁、无异味。

（6）与人交流时经常保持微笑，表情和蔼可亲。

二、体态礼仪

（一）站姿

站立应挺直、舒展，要给人一种端正、庄重的感觉。不要歪脖、扭腰、屈腿，尤其是不要撅臀、挺腹。

（二）坐姿

入座时动作应轻而缓，不可随意拖拉椅凳，身体不要前后左右摆动，不要跷二郎腿或抖腿。并膝或小腿交叉端坐，不可两腿分开过大。

（三）走姿

与雇主或长者一起行走时，应让雇主或长者走在前面；并排而行时，应让他们走在里侧。不要将双手插入裤袋或倒背着手走路。

（四）目光

目光要温和，忌讳歪目斜视。

（五）手势

手势是人们交往时最有表现力的一种"体态语言"。能够合理地运用手势来表情达意，会为形象增辉。

母婴护理员应该避免的错误手势：

（1）在工作中，用手指对着别人指指点点。

（2）随便向对方摆手，这种动作是拒绝别人或极不耐烦之意。

（3）端起双臂的姿势，往往给人一种傲慢无礼或看别人笑话的感觉。

此外，还应避免以下不良的动作习惯：

（1）反复摆弄自己的手指，有不尊重他人的感觉。

（2）手插口袋，会给人心不在焉的感觉。

（3）当众搔头、挖耳鼻、剔牙、抓痒、搓泥、抠脚等，都是极不文雅的动作。

三、礼貌礼仪

母婴护理员在雇主家服务时应注意以下礼貌礼仪：

（1）客人来到时，要主动为客人让座，主动为客人提物，为客人准备拖鞋，并主动为客人沏茶（茶水七分满）；客人离去时，要主动为客人开门欢送。

（2）客人或雇主讲话时要用心聆听，不可插嘴、抢话，不得与客人或雇主争论，更不可强词夺理。

（3）切忌在他人或食物前咳嗽、打喷嚏，口中有异物及吐痰应去洗手间。使用洗手间时务必将门反锁以免发生误会，用过的卫生巾要用纸包起来再投进垃圾袋内，用过厕所切莫忘记冲洗及洗手。

（4）不得穿睡衣及较暴露的衣服在客厅走动。不要在厨房、客厅梳头，吃饭时应少说话，与他人说话应保持80厘米以上的礼貌距离。

（5）要给雇主及家人更多的私人空间，雇主家人在谈话、看电视时，要主动回避。

（6）不要参与雇主家庭成员的议论，不要相互传闲话，不可搬弄是非。要尊重雇主的家庭隐私，雇主家的任何家庭事情不得告诉他人。

（7）如雇主要求自己入席就餐，必须将所有餐务工作做完方可就餐。

（8）要学用礼貌用语，如您好、谢谢、再见、不客气、没关系等。对女主人要称呼小姐、太太、阿姨等；对男主人要称呼先生、叔叔、大伯等，不可直呼其名。

第五节　母婴护理员必知法律知识

一、劳动法常识

劳动法是调整劳动关系以及与劳动关系密切相联系的其他社会关系的法律规范的总称。母婴护理员需要重点掌握的是劳动合同方面的知识。只有掌握这些方面的知识，母婴护理员才能在签订和解除劳动合同时，做到心中有数、知法守法，维护自身合法权益。

（一）有关劳动合同方面的知识

母婴护理员要明确劳动合同的定义。即劳动合同，是劳动者与用人单位确立劳动关系、明确双方权利和义务的书面协议。

建立劳动关系应当订立劳动合同。劳动合同的主体，一方是劳动者，另一方是用人单位。劳动合同的内容在于明确双方在劳动关系中的权利、义务和违反合同的责任。劳动合同是诺成性的、有偿的双务合同。

（二）母婴护理员在签订合同时的注意事项

在家政服务领域，由于法律和制度的欠缺，存在一些不规范的情况。现实中，既有员工式的家政服务公司与母婴护理员签订劳动合同，又有劳动者经过中介组织或者直接与雇主签订雇佣劳动合同的情况。

二、妇女权益保障法常识

母婴护理员有许多时间都要和妇女打交道，而且母婴护理员中主要是女性。因此，母婴护理员了解和学习这方面的知识尤为重要，可以适时地保护好自己的合法权益。

（一）妇女享有哪些人身权利

妇女权益保障法规定，国家保障妇女享有与男子平等的人身权利。

（1）妇女的人身自由不受侵犯。禁止非法拘禁和以其他非法手段剥夺或者限制妇女的人身自由；禁止非法搜查妇女的身体。

（2）妇女的生命健康权不受侵犯。禁止溺、弃、残害女婴；禁止歧视、虐待生育女婴的妇女和不育妇女；禁止用迷信、暴力手段残害妇女；禁止虐待、遗弃老年妇女。

（3）妇女的肖像权受法律保护。未经本人同意，不得以营利为目的，通过广告、商标、展览橱窗、书刊、杂志等形式使用妇女肖像。

（4）妇女的名誉权和人格尊严受法律保护。禁止用侮辱、诽谤、宣扬隐私等方式损害妇女的名誉和人格。

（二）妇女合法权益被侵害时应怎么办

妇女权益保障法规定，妇女的合法权益受到侵害时，被侵害人有权要求有关主管部门处理，或者依法向人民法院提起诉讼。

妇女的合法权益受到侵害时，被侵害人可以向妇女组织投诉，妇女组织应当要求有关部门或者单位查处，保护被侵害妇女的合法权益。

（三）母婴护理员如何做

母婴护理员应注意以下事项。

（1）勇于保护自己的隐私。隐私权是自然人享有的对其个人与公共利益没有关系的个人信息、私人活动和私有领域进行支配的一种人格权。包括私人信息、私人生活、私人空间和生活安宁。

母婴护理员在雇主家工作时，会有一些个人的信息或者其他的个人隐私（如私人活动、私人空间）为雇主知道。雇主应为母婴护理员保密。若雇主擅自公开母婴护理员的隐私，母婴护理员可以依法对其要求承担相应的赔偿责任。

（2）避免受到性侵害。在工作中，女性母婴护理员应洁身自爱，对雇主的不正当要求要严词拒绝，并勇于以妇女权益保障法为武器，捍卫自己各方面的利益；万一受到侵害，应该及时向公安机关报案。

（3）尊重女雇主的权益。母婴护理员不能做第三者插足雇主的家庭。母婴护理员要尊重女雇主的权利，不要做违法的事情；和男雇主应保持一定的距离，始终不要忘记自己是服务人员。

（4）不能侵犯女雇主的隐私权。母婴护理员对女雇主的各种私人信息、私人活动、私人空间等有保密的义务，除非该隐私侵害了公共利益；对女雇主的东西不要随便翻看；不能私自隐匿、毁弃、拆开女雇主的信件；不能偷窥女雇主的私人生活等。

三、未成年人保护法常识

雇主聘请母婴护理员就是为了照顾自己的婴儿，因此，母婴护理员和婴儿相处的时间很多，要照顾好雇主的婴儿，必须熟知未成年人保护法常识。

（一）保护未成年人应遵循的原则

本法所称未成年人是指未满十八周岁的公民。

（1）尊重未成年人的人格尊严。

（2）适应未成年人身心发展、品德、智力、体质的规律和特点。

（3）教育与保护相结合。

（二）未成年人保护法规定的法律责任

母婴护理员应熟练掌握此法规定的相关法律责任，才能在工作中做到知法守法。

（1）违反本法规定，侵害未成年人的合法权益，其处罚的，从其规定；造成人身财产损失或者其他损害的，依法承担民事责任；构成犯罪的，依法追究刑事责任。

（2）国家机关及其工作人员不依法履行保护未成年人合法权益的责任；或者侵害未成年人合法权益；或者对提出申诉、控告、检举的人进行打击报复的，由其所在单位或者上级机关责令改正，对直接负责的主管人员和其他直接责任人员依法给予行政处分。

（3）侵犯未成年人隐私，构成违反治安管理行为的，由公安机关依法给予行政处罚。

（三）母婴护理员的注意事项

（1）保护婴儿的身心健康和安全。这是母婴护理员的最基本职责，要细心、耐心，以婴儿为中心，确保婴儿的健康和安全不因为自己的无知和疏忽受到任何伤害。

（2）不能侵犯未成年人的肖像权。母婴护理员在雇主家会有机会接触到婴儿照片，甚至有时可能会和雇主及其家人合影。母婴护理员对于得到的雇主家人的照片，应好好保管；不能为谋取利益卖给他人，以使他人为赢利而把照片制作成宣传广告或作为产品外包装图像等。因为未成年人的肖像权是受法律保护的，责任人要承担相应的法律责任。

第二章　新生儿日常护理

第一节　新生儿日常护理

一、新生儿的服装要求

新生儿服装以轻柔、宽松、暖和为好。

新生儿的衣服以市场上销售的斜襟衣衫（和尚衣）最好，最好选择前面稍微长一点后面短一点的衣服，这样可以避免大小便污染；衣服要宽，因新生儿四肢弯曲，如果袖子或裤腿太细，则不容易伸进去。

衣服上面不要有扣子，免得擦伤孩子的皮肤，可以把系衣服的带子系在孩子身体的侧面。冬天穿的棉衣也可以是同样式样，选用棉布做里子和面子，方便洗涤。衣服里面的棉花要用新的，不需要太厚，只要棉衣柔软暖和就可以，不管是棉衣还是内衣至少要准备两套，这样方便换洗，不宜选用毛线衣，因为它容易对皮肤有刺激。

新生儿的衣服要经常清洗，保持干净，在太阳下暴晒，整理好，方便以后使用。

衣物如果分大小号，在购买的时候一定要保证孩子至少使用2个月。稍微大一点的衣服是合适的，因为孩子长得很快。

新生儿家长购买新生儿衣物时，月嫂应提醒：

第一，购买不脱色的，可洗涤的衣服。

第二，购买不易燃衣服。

第三，前面开口的衣服，方便穿脱，无需给孩子翻过身去。

第四，不宜购买白色衣服，白色衣服不好洗净。孩子一般喜欢穿鲜艳的衣服或柔色的传统衣服。

第五，不宜购买带有花边的衣服，孩子可能会把手插到其中的孔中。

第六，如果给孩子买帽子，一定要有带子的那种，如果没有带子，一定要缝上带子。大多数孩子不喜欢戴帽子，如果没有把带子系好，孩子会把帽子拉掉。

第七，最好使用前面有较宽开口的衣服或有开领的衣服，因为孩子不喜欢有东西遮住面部。

第八，保证你所购买的衣服不影响尿布的使用，换尿布时不用脱下很多衣服。购买宽松连衣裤，需买那种在裤裆或是前裆处带有衣扣的。

第九，衣服的材料应该柔软、舒适，缝合处不能太硬。在购买前，检查好领口的大小和腰围。给孩子买襁褓巾时，最好买棉线或羊毛绒的。如果购买布质的，一定要保证质地柔软、舒适。

第十，孩子出生后一段时间内，最好穿睡袍，这样换衣服时只需把衣服掀起来就可以了。

二、新生儿的衣着选择

1. 衣着选择

新生儿的衣物一般用通透性好、吸水性强、质地柔软的棉织品布料。衣服设计要简单、宽大、脱穿方便，最好使用没有领子没有扣子的和尚衣，带子打结在胸前最好，避免皮肤受压、摩擦。

内衣：新生儿的内衣最好选择吸水性好、不伤皮肤的柔软的针织衫，衣缝少，缝口往外翻，孩子年纪稍微大点的时候也要这样穿。

外衣：婴儿长得很快，外出机会比较少，如果从节约的角度来看，新生儿可以穿大人旧的普通衣服改做的。

夹衣和背心：在寒冷季节，把夹衣或背心穿在内衣和外衣之间保暖用，具有一定的防寒防风的作用。

围嘴和帽子：满月之前，可将纱布折叠好放在婴儿的下巴下面当作围嘴用，满月之后就要用正式的围嘴。围嘴不要过大，更不能把新生婴儿的口鼻遮住，这样妨碍呼吸。由于围嘴更换频繁，所以最好选择用毛巾布、绒布、纱布等结实而又易干的布料制作。为了防止阳光直接照射到婴儿的头部，婴儿在外出的时候，需要一顶简单方便的帽子。

手套和袜子：如果天气不是特别寒冷，那么婴儿没有必要戴手套，袜子也不需要穿。除非是特别寒冷，否则不需要穿那种从腰一直包到脚的连脚裤。

2. 穿衣程序

给婴儿穿衣服是一件十分不容易的事情，尤其是刚出生的婴儿，身体柔软，四肢弯曲，而且不会配合父母穿衣服，所以需掌握一定的穿衣服技巧。给婴儿穿衣的步骤如下。

（1）把胸口开口的衣服打开，平展地放在床上。

（2）把婴儿平放在衣服上，一只手从袖口伸进衣袖，慢慢将婴儿的手拉出衣袖；另一只手将婴儿的手送入衣袖，同时把衣袖向上拉。然后用同样的方式穿对侧衣袖。

（3）整理好已经穿好的衣服，扣上纽扣或系上系带。用同样方法穿外衣。

（4）穿裤子的时候，成人的手从裤管里面伸入，抓住婴儿的小脚，然后把裤子往上面提，这样裤子就提上去了。如果气温不是很低，可以不穿裤子，直接穿上纸尿裤。

（5）婴儿在穿连体衣的时候，首先把连身衣纽扣解开，平铺在床上，然后让婴儿躺在上面。首先穿裤脚，然后再用穿上衣的方法把手穿进袖子里，扣上纽扣。连身衣穿脱方便，适合婴儿穿着，并且保暖性能也很好。

3. 关于裤带

许多父母喜欢把孩子的裤子提得又高又紧，有些甚至提到了胸部，裤腰上的松紧带也不注意随着婴儿年龄的长大而放松。这种穿衣服的方式是不可取的，因为会影响孩子的发育。

（1）影响胸廓的正常发育。裤带束得过紧会使胸廓外形发生畸形，造成肋骨外翻，阻碍胸廓的正常扩张。

（2）影响肺的正常发育。裤带束在胸部会影响胸廓向外扩张，使肺内气体交换受到阻碍、肺泡发育受到影响。

（3）疼痛、不适。如果裤带捆得太紧的话，婴儿就不能正常自由地活动，局部就会感受到疼痛，这样他就会天天哭闹不安，并且会减少食量。

为了避免以上的问题发生，要尽量给孩子穿背带裤，因为背带裤的胸腰部不会受到束缚，婴儿活动自如，相对比较舒服。当孩子学会自己上厕所后，不开裆的背带裤会给他们上厕所带来一些不便，所以此时要把衣服换成松紧带束腰的裤子，但要注意裤腰不要太高，松紧带不要太紧。裤腰上的松紧带要随着孩子长大逐渐放松。

三、如何给新生儿穿、脱衣服

新生儿要勤换衣服。刚生下孩子，新妈妈还没有准备好，也没有信心在同一时间为浑身软绵绵的婴儿换上衣服。月嫂就要熟练地给新生儿穿、脱衣服，从而保证孩子舒适、不受凉。

第一步，把孩子放在一个相对平整的地方，保证尿布是干净的，如果不是干净的，就把尿布给换了，穿汗衫的时候，使衣服形成一圈，然后用两个拇指把衣服的头部拉一下。

第二步，把它从孩子的头上套过去，然后把头稍微地抬起。再把右衣袖口弄宽轻轻地把孩子的手臂穿过去；左侧同样这样做。

第三步，把汗衫往下面拉，然后解开连衣裤纽扣。在做这个动作的时候，要注意关注孩子的变化。

第四步，把连衣裤展开，平放，然后把孩子抱起来放在连衣裤上。

第五步，把右袖折成圆形，穿过孩子的头，同时把他的手臂带出来，另外把他手臂拉直；左侧相同。

第六步，把孩子的右腿从连衣裤底部穿过去，左腿的做法也一样。

在垫褥、床或地板上给孩子换衣服都是不错的选择，因为这几个地方都可以使双手空出来，加快脱衣服的速度。如果孩子在脱衣服时啼哭，这时候千万不要慌张，因为孩子讨厌换衣服，他们不喜欢暴露身体，所以不希望把他们穿得舒服的衣服脱掉，这样会让他们感觉不舒服。一旦孩子出现了这种感觉，就要用东西去吸引他的注意力，例如迎风摆动的玩具等，等到孩子平静之后，继续手中的任务。

四、宝宝穿多少衣服合适

刚出生的宝宝对冷热比较敏感，因为他们皮下血管丰富，皮下脂肪薄，负责调节体温的中枢尚未发育完善，所以，宝宝的体温易受到外界环境温度的影响。

夏季气温过高时容易中暑，气候寒冷时，如果保暖不当容易受寒冷损伤。所以，为了维持宝宝的正常体温，宝宝应该穿多少衣服才合适呢？大部分的家长总是害怕宝宝受凉。实际上，宝宝穿衣的多少跟成人一样，冷了多穿，热了少穿。对于小宝宝来说，衣服的增减只要能使手脚和腹部暖和就可以了。简单来说，宝宝要比成人多穿一件衣服，例如冬季棉衣外面可套一件单布罩衣，在后面开口系带子，方便每天换洗，内衣用棉织的棉毛衫、棉毛裤。早秋季节成人穿一件长袖衬衣，宝宝就要穿一件夹衣。夏季衣服要有利于皮肤排汗、透气，可穿布、麻、丝织品制作的短袖或无袖开襟上衣等。外出时，宝宝要用薄睡袋（带帽）或者斗篷包裹，这样可以防止室外风寒。2个月以下的小宝宝冬季用睡袍或睡袋包裹，可以不穿鞋袜，只穿连脚裤即可，而春、秋、夏季可穿软底软帮和棉线织的小袜的布鞋。

清洗尿布是一件非常重要的事情。在农村，很多家长都是洗完尿布放在太阳下或者路上晾干，然后拿来用，这种做法是错误的。

每天使用过的棉尿布一定要仔细地清洗。每天新生婴儿要使用很多尿布，一块一块地洗固然好，集中洗也不错，但是一般来说每天集中清洗3~4次者居多。

如果是小便，用清水浸泡后再进行清洗；如果是大便首先要在厕所将大便冲洗干净，用双手搓动，大多数粪便就被洗干净，遗留下一些色素和残存物，然后再用普通的肥皂和清水清洗。漂洗尿布的要求是水中没有肥皂沫，也没有色素。

洗尿布时不要用漂白洗衣粉，不要用药皂及碱性太强的肥皂，这样容易刺激新生儿的皮肤，可能引起皮疹。

尿布清洗干净后要注意消毒，首先把清洗干净的尿布用沸水烫一下，然后放在太阳下面暴晒。没有阳光的时候，就要使用电熨斗烫干或者烘干方法。每次洗净的尿布晾干后应是柔软的、干净的。最后把尿布整理平整，放好，方便下次使用。

五、宝宝衣物的储存、收纳

宝宝的衣物清洗干净以后，要放在通风、有阳光的地方，彻底晒干之后，再收起来避免发霉。婴儿的衣物收纳要注意，不要使用樟脑丸。因为樟脑丸中的酚会让有蚕豆症的宝宝患上急性溶血性贫血。婴儿的衣服多并且很杂乱，春夏秋冬的衣、帽、鞋、袜、被褥一件也不能少，那么怎样储存、收纳呢？下面有几个办法。

（1）妈妈首先要把宝宝贴身的内衣和比较薄的小上衣及成

套的衣服卷在一起。先卷内衣，再把上衣包卷在内衣的外面，这样做不仅取用起来十分方便，而且节省空间。小套装，首先把裤子卷起来，然后把上衣包卷在裤子的外面，如果衣服比较大，卷起来容易松开，可以用一根绳子在卷子外面轻轻地扎住。袜子也要卷起来，这样可以防止丢失一只。

（2）宝宝的衣物卷好之后，要分门别类地存放在整理箱里。内衣和袜子最好不要放在一起，如果塑料整理箱不透气的话，可以用一些包装箱代替，例如电脑等产品的包装箱的纸质很好，可以用来收藏衣物，这样即使放在有空调的环境中，也不会造成内部潮湿。

（3）真空袋是一种特制的塑料袋，在使用的时候，把衣服、被子等装入，然后抽掉里面的空气，这样就能节约空间，缩小体积。现在市场上卖的真空袋，设计巧妙，把出气口变成一个延伸的大口，只要一用力就可以将袋子里面的空气排出来，并且材料很好，不用担心袋子会破裂。

六、怎样包裹新生儿

新生儿出生之后，他的神经系统还没有发育完善，特别是神经髓鞘没有形成，所以在受到外来声音刺激的时候容易产生全身反应，就像受到"惊吓"，就会影响正常睡眠。新生儿一个人睡觉，经常哭闹或睡眠不沉。还有，新生儿的身体相对比较软，头不容易抬，所以抱新生儿的时候，特别是在喂奶的时候，很不方便。因此，将新生儿用毯子包起来，既方便抱起来喂奶，又使新生儿有足够的温暖和安全感。

不过，有一些传统的做法不对，例如，用一个包把新生儿包起来，然后用布带子把新生儿捆绑起来，像一个蜡烛，也叫作"蜡烛包"。这样做虽然包起来比较容易，但是对新生儿不宜，这样的"蜡烛包"对新生儿是一种束缚，会压迫腹部，影响胃和肠道的蠕动，使消化功能降低而影响食欲，使新生儿经常溢奶、吐奶，并且还会限制其胸部的活动，而影响肺和横膈的活动和功能，不仅影响小儿的呼吸，也影响肺的发育，导致抵抗力降低，而容易引起肺部感染。另外，因为新生儿的四肢活动受限，不利于四肢肌肉、骨骼的发育，会造成新生儿的动作发育缓慢。

另外一些老人喜欢用一块小的垫子，把小孩伸直的两个下肢包起来，再捆上带子，觉得这样可以防止发生"罗圈腿"。实际上这种做法并不起作用。因为"罗圈腿"发生的根本原因是体内缺乏钙和维生素 D。这样做，反而会影响髋臼的发育，也会引起新生儿髋关节脱位，因为强行把两下肢硬拉直，再用力捆绑，这样使大腿的肌肉处于紧张的状态，股骨头就会从髋臼中脱出来。还有包裹太紧，容易出汗，使汗腺口堵塞发红，刺激皮肤，严重时发生皮肤感染。

正确的包小孩的方法是：

（1）把毯子在膝盖上折成三角形，同时把新生儿抱在肩膀上。三角形的顶端在大腿一侧垂下，斜边沿着另一侧大腿铺下。

（2）用手把新生儿的头支好，把他的身体放在两膝上，恰好让他的颈部对齐毯子的边，然后拉起并拉紧远侧的那一角。

（3）再将外面的一角转折放在新生儿的臀部，弄平另外一个角，使劲拉紧，然后翻转，在新生儿的身体下面折起。脚部那端的毯子顶端要松松地往下折，再放在臀部下面。

七、新生儿尿布的使用

（一）尿布的替换

1. 换尿布的时机

新生儿尿量少，但是次数多，一天 20~30 次。所以，不用经常换尿布，以免孩子着凉，但是要根据实际情况，每隔 3~4 小时更换一次即可。换尿布的时间最好在小儿早上醒来和晚上临睡之前以及洗完澡之后或喂水、喂奶之前。如果孩子已经睡着了，则没有必要打扰他了。

宝宝在大小便之后，都会用打嗝、哭闹等信号告诉身边的人，所以月嫂要及时地接收这些信号，并且尽快地给他换上干净的尿布。

2. 换尿布时的注意事项

第一，女婴在擦屁股的时候要从前往后，因为女婴的肛门、阴道、尿道距离比较近，如果擦屁股时从后往前，那么粪便容易污染尿道、阴道，而引起尿道感染或前庭炎、阴道炎等。

第二，包裹尿布的时候，不要超过脐部，特别是男婴，因为男婴在小便的时候往往是向上射的，如果包裹尿布在脐部附近，容易造成尿液沁在肚脐而引起脐炎，严重的时候会引起败血症。为了避免出现这种现象，在包裹男婴的时候，在包尿布时，将其小阴茎的尿道口朝下。

第三，如果使用的是一次性尿布或尿布套，包裹的时候不要太紧，在包裹的时候能够容下 2 个手指最好，因为新生儿主要以腹式呼吸为主，如果包裹太紧，他会不舒服的。

第四，在换尿布的同时，要认真观察新生儿的阴部、臀部的皮肤会不会出现皮疹、水疱，有无发红、糜烂或渗液等症状，一旦发现，就要及时地清洗和处理。可以使用蛋黄油或 3% 鞣酸鱼肝油软膏涂抹。严重的时候，要及时地去医院看医生。另外，衣物、尿布掉下的纱线、大人掉下的头发偶尔会缠绕在宝宝的手（足）指（趾）及阴茎上，这就容易出现局部的肿胀甚至坏死，这时要提高警惕。

第五，注意季节变化。冬季气候寒冷，为宝宝换尿布时应用热水袋将尿布烘暖，也可放在大人的棉衣内焐热再用，使宝宝在换尿布时感到舒服；夏季气候炎热，空气湿度大，给宝宝换尿布时不要直接取刚刚暴晒的尿布使用，应待其凉透后再用。从防止发生尿布疹的目的出发，应该增加不裹尿布的时间。

3. 换尿布的方法

如果尿布湿了，要及时地给予更换，首先把洁净的尿布、洗臀部用的温水、小毛巾准备好，然后在更换的时候，先掀开尿布的前片，如果尿布上只有尿液，可以用左手握紧新生婴儿的脚部，右手用尿布前片干燥处轻轻从前向后擦拭外生殖器部位，然后把尿液揩干，再抬起臀部，把尿布撤出来。

如果有粪便，那么要把粪便折在尿布里面，取出后放在一边，然后用柔软的卫生纸把臀部上面的污物擦干净，再用已经准备好的小毛巾蘸上温水清洗臀部。注意清洗的方向是从前往后，并且要把皮肤皱褶处的污物清洗干净。最后再用干净的尿布放在婴儿的臀部，包裹好。

（二）怎样垫尿布、洗尿布

尿布的垫法各种各样，不过新生儿期间，婴儿的腿总是自然而然地形成 M 形的姿势，所以在垫尿布的时候要注意关节的脱臼。一般情况，如果强拉伸直固定的话，股关节就会引起脱臼，因此必须要按照腿的自然姿势垫尿布。在垫尿布的时候，要尽量松松地垫上，只要垫在胯骨部分就可以了。用尿布罩和尿布时，注意千万不要把新生儿的下半身勒得太紧，否则就会影响新生儿的腿部运动，也会妨碍他的呼吸，这时候千万不能用早年常见的那种从腰至脚一层一层缠绕的方法。

在宝宝的成长过程中要不断地变化尿布的垫法和叠法。孩子在出生 3 个月之内，他的尿量比较少，所以要用长方形尿布竖着叠两折，只垫在胯下就好了（正方形尿布竖着叠四折）。尿布罩则是要用胯裆间宽大的，这样不容易勒紧婴儿的腿部。婴儿过了 3 个月之后，尿量增多，这时候就需要用两块才能不漏尿，正方形尿布最好变换一下叠法。

新生儿大小便次数比较多，所以换尿布就成了新生儿日常看护的重要的部分。每当新生儿开始哭泣的时候，就要注意是不是尿布潮湿，是不是该更换尿布了。女婴臀下要垫得厚一点，男婴的前面则要裹得厚一点。如果尿布上面有大小便的时候，则要用刚换下来的尿布的干净部分把肛门及臀部周围的大便擦掉，再用温水清洗臀部，涂上消毒用的植物油。在给女婴清洗臀部的时候要注意，要从前面往后面擦，否则可能会引起尿路感染。

新生儿每天要用很多尿布，如果一块一块清洗的话很麻烦，所以可以每天集中起来分类洗。如果是大便的话，先用竹片做的刮刀将牢牢粘在上面的大便刮掉，然后再洗，这样清洗起来就比较容易了。注意使用具有杀菌作用的漂白尿布专用洗涤剂清洗，如果新生儿出现了皮肤炎症，那么就要用洗衣粉清洗。在使用洗衣粉清洗的时候，首先要把尿布简单地用开水烫熨或煮沸一下，从而达到杀菌的目的。还可以在日光照射下好好地晒一晒，这样可达到消毒的目的。如果是在室内晾干，那么可以用熨斗熨干，这样可以去掉湿气，达到消毒的目的，同时新生儿也会感到舒适。尿布干了以后，按照使用时需要的大小叠好放在一边。

（三）尿布的折叠

因为新生儿的身体很小，所以用一块尿布就够了。

折叠方法：首先把尿布横向对折，然后叠成两层细长形状，再纵向对折。

也可以把一块尿布叠两次成为三角形，把另外一块折成长方形。使用的时候，把长条形的尿布放在里面，三角形的放在外面，三角形尿布的两边缝上带子，下角做个布环，通过布环然后打结，这样就能够做一个简单的尿裤，防止尿布脱落。如果天气不热的话，可以把尿布垫得厚一些，防止排泄物污染衣被。尿布外面不宜放置橡胶布或塑料布，因为这样容易阻止水分的蒸发，也容易使尿布生菌。

随着孩子一天天地长大，婴儿的尿量也随着增加，所以使用的尿布也应随之增加。

为了能够在使用的时候方便，月嫂要把尿布叠好、洗干净，然后整齐地放进篮子和空箱子里面。

八、新生儿的睡眠

1. 新生儿的睡眠时间

婴儿除了在喝奶、换尿布之外，其他的时间都是在睡觉。一般他一天要睡 18~22 个小时。

新生儿之所以需要这么长的睡眠时间，主要是因为新生儿的肌肉活动需要消耗大量能量，组织器官的成熟和增大，也需要大量能量，而充足的睡眠能保证足够的能量供应，以便使机体尽快地提高、成熟。另外，新生儿大脑发育尚未完善，神经系统的兴奋活动持续时间短，容易疲劳，这也使新生儿必须要有充足的休息时间。

婴儿的睡眠时间随着时间的推移变得越来越短。一般在两个月前的时候，睡眠的时间为 20 多个小时。两个月大的时候大约为 17 个小时左右，4 个月时每天约 16 个小时，9 个月时每天睡约 15 个小时，一周岁时每天睡 14 个小时左右。

如果新生儿白天不睡觉的时间比较多，那么他晚上睡觉的时间就要变长，这样可以逐步培养他白天少睡觉，晚上多睡觉的好习惯。如果睡眠不足会使新生儿神经系统调节失灵，生理功能紊乱，抵抗力下降，食欲不佳。老话说得好，能睡的孩子才能长得壮，也有的说能睡的孩子长得快。可见睡眠对孩子的生长发育非常重要。所以要为儿童创建一个舒适、安静的环境，从而保证婴儿有足够的睡眠时间。

2. 睡眠环境

婴幼儿特别是新生儿，睡眠占了他大部分的时间，所以为儿童创建一个好的睡眠环境非常重要。

（1）房间朝南。一般朝南的房子冬暖夏凉，要比其他朝向的房间更舒服。

（2）清洁。清洁卫生是婴幼儿卧室的基本要求，家具及地板要用湿布拖、擦，以免灰尘扬起吸入呼吸道。不能有蚊子、苍蝇、老鼠、蟑螂等害虫，最好装上纱窗、纱门。保持空气流通，但不要让孩子吹穿堂风。另外，如果是新装修的房间，那么一定要隔一段时间才能让孩子居住。

（3）温度和湿度。婴幼儿居室的湿度应保持在 50%~60%，温度为 18~25℃。这点对新生儿尤为重要。因为他们在子宫里面已经习惯了 37℃ 的恒温生活，同时他们的体温调节能力比较低，如果温度过高或者过低，容易造成硬肿症或脱水热。还有，婴幼儿在睡觉的时候，不能穿得太多，盖得太厚，否则他们会烦躁不安。

（4）声光环境。婴幼儿在睡觉的时候，要保持环境的相对稳定，大声吵闹会影响孩子的睡眠质量。但并不是环境安静就是没有声音，因为孩子已经习惯了谈话的声音、说话的声音和一般音量的电视的声音。室内应避免强光刺激，光线应柔和。

3. 哄宝宝入睡时的注意事项

新生儿除了吃奶之外，其他的时间都是在睡觉，他们可以在一天之内睡 18~22 小时。新生儿的脑重量为出生时体重的 10%~20%（成人仅 2%），脑相对较大，但是他的脑回、脑沟还没有形成，所以神经活动过程弱、大脑皮质兴奋性低、对外界刺激反应比较强烈，并且容易疲劳。这样会使皮质兴奋性进一步低下，最终导致婴儿进入睡眠状态。

婴儿在睡觉的时候总是不由自主地把脑袋转到有光亮的地方，长此以往，婴儿容易造成偏头。为预防偏头，每天都要把婴儿的睡眠方向转换一下，婴儿的睡觉姿势也可调换一下。如果发现婴儿的头部已经出现了轻微的偏头现象，需要将其身体放成倾斜状，用棉被支撑起来，这样可以矫正方向。

　　婴儿刚出生，颈部比较短，所以在盖棉被的时候要注意，千万不要把婴儿的鼻部堵住，以免引起意外。最好让婴儿单独睡在婴儿床上。有些家长出于好意，觉得孩子冬天的时候会冷，把孩子放置在大人被窝里同睡。但是大人熟睡之后，很有可能会将手臂或被子捂住孩子的脸，会引起孩子窒息。这种意外并不少见，月嫂要谨记。

　　一般情况下，婴儿在吃完奶之后 10~15 分钟内会进入睡眠状态，这时候，大人一定要守在婴儿的身边，以防婴儿在吐奶的时候，奶块进到气管里引起窒息。

　　4. 新生儿的睡眠姿势

　　刚出生的婴儿几乎从早到晚都会处于睡眠状态，对于婴儿来说根本就不能调整自己的睡眠状态和睡姿，只能由他人决定。那么新妈妈怎样为自己刚出生的孩子选择最好的睡眠姿势呢？

　　一般来说，睡眠的姿势可以分为俯卧、侧卧、仰卧。大多数的母亲喜欢让孩子仰睡。不过婴儿仰睡的时候要注意，仰卧总是一个方向睡，就会引起头颅变形，形成扁头，影响头形美观，甚至影响大脑发育。还有仰睡呕吐时容易被呕吐物塞噎喉咙而引起窒息。

　　俯卧睡是欧美人的习惯，在他们的意识里，俯卧睡姿势有助于肠道内的气体排出，因而不容易引起腹痛。同时在新生儿呕吐奶汁的时候，也不会发生窒息的情况，还有就是头的后部（枕部）也不会因仰卧而变得扁平等。但是有一点要注意，刚出生的婴儿的颈部肌肉还没有长结实，自己不能抬头。俯睡的时候，如不注意可能堵住鼻口呼吸而窒息。所以这种卧姿在新生儿阶段不宜采取。

　　新生婴儿初生时保持着胎内的姿势，四肢弯曲，为了使在产道里面咽进的羊水和黏液流出，在出生后 24 小时内的婴儿，要采用头低右侧卧位，就是在婴儿的颈下垫块小手巾，按时给婴儿改变侧卧位，否则因为新生儿的头颅骨骨缝没有全部长合，长期睡向一边，头颅就会变形。如果婴儿容易吐奶，那么在喂完奶之后，婴儿睡觉的时候要采用右侧卧位，这样可以减少溢奶。一般每4小时左右，要给婴儿调换一次卧姿。注意，不要把婴儿的耳轮压住。

5. 培养新生儿良好的睡眠习惯

新生儿智力发育和身体成长的重要条件是良好的睡眠。新生儿一昼夜需要的睡眠时间是14~18小时，年龄越小，新生儿需要睡眠的时间越长。因为1周岁以下新生儿的神经系统还没有充分发育成熟，所以兴奋持续时间短，也容易产生疲倦，然后就会进入睡眠状态。还有通过睡眠，能够积累能量。如果孩子睡眠不好，比较轻的话，新生儿出现烦躁不安、哭闹，这就是"闹觉"；如果重的话就会出现精神委靡、生长停滞、食欲不振、抵抗力下降，并可成为各种疾病发生的诱因。

良好的睡眠习惯需要从小培养。首先要培养新生儿夜间不吃奶的习惯。也就是说，慢慢培养新生儿夜间睡眠时间长的习惯，这样大人也可以得到充分的休息。训练婴儿夜间不吃奶，这需要一个慢慢适应的过程，需要家长耐心培养，循序渐进。一般来说，满月以后的孩子，夜里能够只喂一次奶，并且随着孩子的长大，一次奶也要逐渐地减掉。为了避免孩子因为饥饿在夜间哭闹，可以让孩子睡觉的时候吃饱喝好，睡觉前要让孩子尿尿，然后让孩子熟睡，尽量不要惊动他。如此，就可以慢慢培养孩子夜间睡10~12小时、不换尿布、不吃奶的好习惯。白天婴儿吃完奶之后，让他玩会儿，然后再睡。等到睡醒之后，刚好是下一次喂奶的时间，从而培养小孩：吃奶—玩耍—睡眠。然后，要培养孩子自觉睡觉的习惯。定时睡眠形成习惯，婴儿可以很快地进入睡眠状态。有的父母自己一有空闲，就去逗孩子，不让孩子睡觉。但是自己一忙，又让孩子睡个没完，这十分不利于孩子良好习惯的养成。家长应该给孩子创造光线柔和、空气新鲜、安静、室温适宜的良好的睡眠环境。另外有的家长在睡前会抱着孩子晃不停，或者不停地拍打他，如果这个习惯养成的话，受罪的就是父母。可以适当地放一些舒缓的音乐或者摇篮曲，这样有利于孩子的睡眠，父母自己小声哼唱则是最好的。

九、给新生儿修剪指甲

新生儿的指甲长得非常快，并且他的两个手不停地乱动，这样容易把他的脸给抓破，所以，月嫂要及时给婴儿剪指甲。

1. 给新生儿剪指甲的技巧

因为新生儿的心智还没有成熟，所以在给他剪指甲的时候，他会很不配合，动作不熟练的月嫂往往不是剪到宝宝的手指肌肉，就是把指甲剪得太深。下面为月嫂介绍一些为新生儿剪指甲的小窍门。

（1）让新生儿躺卧在床上，大人要跪在宝宝的一边，然后把胳膊支撑到大腿上，这时手部的动作要稳固。

（2）握住新生儿的小手，把他们的手指尽量地分开，然后用婴儿专门用的指甲刀来剪指甲。注意不要把指甲剪得过尖，应成圆弧状，剪完后，大人要用自己的拇指摸一下是不是有不光滑的地方。

2. 剪指甲时的注意事项

（1）不爱剪指甲的新生儿可在他熟睡时或喝奶时剪。

（2）也应为新生儿剪脚趾甲。

（3）不要给新生儿剪得太深，以免引起疼痛。

（4）不要在新生儿正玩得高兴的时候给他剪指甲，最好在他睡着的时候修剪，以免其不配合剪伤手指。

（5）最好1周内剪2~3次指甲。

十、开发新生儿大脑的潜力

人的大脑分为左右两个半球，左大脑拥有语言优势，右大脑拥有感觉优势，虽然它们两者在功能优势和功能发展的时间上存在差异。但是这种时间差异主要是指在人生早期大脑功能的发展主要集中在脑的右半球。而右半球的发育又将决定左半球功能的发展。这样就为早期的幼教提供了重点和目标，所以新生儿从出生就要进行智力培训，满月后的小婴儿可继续训练。下面介绍几种早期促进脑的右半球功能发育的简单方法。

（1）让孩子听没有歌词的古典音乐。

（2）按紧左鼻，用右鼻呼吸。

（3）早期进行各种感觉教育，包括视觉、听觉、嗅觉、触觉等训练，以促进右半球的发育。

（4）对着孩子左耳说话，声音不要太大。每天 2~3 次，每次 5 分钟左右。

十一、给予宝宝社会的刺激

在婴儿出生之后，要给他社会的刺激，因为婴儿不仅仅是在父母的怀抱中长大，而且也要在社会中生活，要不断地认识丰富多彩的周围社会。在孩子出生的初期，要让孩子不断接受多种多样的刺激，例如多看、多听、多和人交流、抓握、品尝等丰富多彩的感官刺激，经常与他人接触，包括家里的亲人、外来的朋友等。给孩子一个丰富多彩的感官世界，对孩子未来的社会能力的培养和智力发育都是大有好处的。

十二、智能训练

（1）新生儿的视觉训练。为了锻炼新生儿的视力，首先可以用吸引孩子视力的灯光进行视觉刺激，然后让孩子的眼神跟踪发亮和移动或者有色彩的物体。也可以在房间里张贴色彩斑斓或美丽的图画，悬吊五彩缤纷的玩具和彩球。

（2）新生儿的听觉训练。新生儿出生以后，可以根据在胎儿期积累的经验探索周围丰富多变的声音世界。为了锻炼新生儿的听力，可以让他玩有响声的玩具、听音乐。妈妈还要经常与新生儿进行交谈，虽然他有时候听不懂，但是可以为他创造一个有声音和锻炼听力的机会，并通过这种交谈方式进行母子感情的交流。

（3）新生儿的触觉训练。新生儿最敏感的部位是皮肤，如果触摸到他的头，他就会转动头部，看是什么，所以新妈妈要通过触觉的训练，以扩大孩子认识事物的能力，可以把软硬、轻重、粗细不同的物体以及长、方、圆、扁等不同形状的物体给孩子触摸，也可以把冷热不同的东西给孩子体验。

（4）新生儿的语言训练。父母要有意识地在不同的时间、不同的场合对新生儿进行语音的训练。对孩子进行语言训练。在孩子玩耍、做游戏、睡醒、吃奶、被爱抚时要和孩子说话。从小就应该注意训练其语言能力。

（5）与新生儿进行情感交流。新生儿出生后，作为一个幼小的生命是十分脆弱的，需要得到母亲的呵护，特别是感情的交流，更是必不可少的。对于初为人母的我们来说，只有在跟孩子建立起亲密的交流之后，才能获得为人父为人母的喜悦感。孩子也因为有了与父母的接触而获得信赖安全和幸福的感觉，这些基本的满足感是孩子日后成长和发展人际关系的基础。

父母也可以通过爱抚、拥抱、交流、轻柔地呼唤，使孩子提高对外界事物的认知和感受能力，使孩子健康而愉快地成长。

（6）手指益智训练。手是触觉的主要器官，也是认识物体的重要器官。科学研究表明，通过活动可以让手指刺激大脑，然后增加大脑的活力，延缓细胞的衰老，从而开发人类的智力。

①增强手指的柔韧性。经常让孩子屈、伸手指，这样可以提高孩子大脑的活动效率，增加手指的灵活性。

②锻炼手的皮肤感觉。经常锻炼孩子的手部皮肤，例如玩豆豆、玩玩具等，这样可以锻炼手的神经反射，促进大脑的发育。

十三、新生儿早教训练

教育新生儿要从训练知觉、发展能力和挖掘潜力开始。

1. 听觉训练

可向新生儿周围不同方向，用说话声、玩具或不同物体敲击，如敲碗声、钟表声等吸引其注意力，或播送悦耳音乐，朗诵有韵律的儿歌和诗篇。从而训练他根据不同声音寻找声源的能力。

2. 触觉训练

孩子出生之后，可以每天对婴儿进行接触，有条件的话可以进行游泳训练。口唇、眉、面颊、手指头、脚趾头等处对触觉都很敏感，因此可以用手，或者各种形状、各种质地的物体进行触觉训练。如粗糙的麻布、柔软的羽毛、光滑的丝巾、头梳齿等。各种形状的玩具也可以产生不同的触觉，从而提高婴儿的识别能力。

3. 唤觉、感知觉训练

洗澡的时候，可以用沐浴露、香皂的香味；或者用奶瓶吃奶的时候，让新生儿感受奶瓶的温度和奶香，从而提高婴儿的嗅觉、感知觉的发展。

4. 动作能力训练

（1）抬头训练。让新生儿俯卧，两臂屈肘于胸前，成人在新生儿的头旁边吸引新生儿抬头，每次训练的时间为30秒，随后可以根据训练的实际情况延长。

（2）侧翻身训练。用一个发声音的玩具，吸引新生儿转头，然后一手将新生儿同侧腿搭在另一腿上，另一手握住新生儿一只手，帮助新生儿向对侧翻，左右轮流开始练习，这样可以帮助婴儿感受到体位的变化，每天要进行2次。

（3）手部动作训练。抓握练习，用摇铃、响圈等带响、色彩鲜艳的玩具进行训练，开始的时候可以把玩具放在新生儿的手中让他握紧，随后拿过来再碰触他，让他去握，以后每天多次训练，就可以发展手和腿的协调能力。

5. 语言能力训练

当婴儿醒着的时候，可以不断地跟他说话，逗他，或者叫着孩子的名字，孩子的吃、喝、拉、撒、睡等都是可以说话的内容。

新妈妈抱起新生儿，面对面用高兴的表情和愉快的口吻对着他说笑，引起宝宝的"呃、啊、呀"的声音，听到宝宝的声音的时候，可以把脸贴在新生儿的脸上或者抱着摇晃，让他感受到关爱。

6. 清洁卫生习惯的培养

早晨起床后为婴儿洗脸、洗手，入睡前给他洗脸、洗手、洗脚、洗臀部，在固定时间洗澡等。每次哺乳完之后要给他擦嘴，从此培养新生儿爱清洁的好习惯。

第二节　新生儿专业护理

一、宝宝体温不升

体温不升或体温过低或体温不足 35℃就无法读数。一般情况下，人体的温度范围是在 35~42℃。

新生宝宝的皮下脂肪较薄，体表面积比成人相对较大。保暖性能相对比较差，容易散热，另外他的体温调节中枢不完善，所以会出现体温过低的现象。另外，早产宝宝的热能贮备（棕色脂肪）不足。散热面积增大，四肢松弛伸展，所以更容易发生体温过低的现象。

体温过低的宝宝嗜睡、拒奶、血糖过低、皮肤冰凉、皮下脂肪容易出现硬肿、哭声比较低弱，而且死亡率也比较高，所以要及时采取有效的措施提高宝宝体温。

（1）保暖。宝宝的房间温度最好是20℃以上，冬天的时候，要在宝宝的身边放一个热水袋；夏天的时候，也要给宝宝穿好衣服，盖好被子，避免宝宝着凉。如果家中有换洗的衣服的话，应该先用热水袋保暖，然后在温暖的条件下给宝宝换衣服。

（2）营养。适当喂葡萄糖和母乳都能够增强宝宝对寒冷的耐受力，所以妈妈要尽量用母乳哺育宝宝。

如果采取上面的方法，宝宝的体温还是没有变化，那么就要带着宝宝到医院做检查了。因为新生宝宝与一般孩子不同，重症感染时不仅不会发烧，还会出现体温过低的现象，所以要引起重视。

二、新生儿脱皮

新生儿最外面一层的皮肤叫作表皮的角化层，因为其发育不完善，很薄，所以容易脱落。在皮肤的里面有一层真皮，表皮和真皮之间有基底膜相联结。对于刚出生的婴儿，基底膜细嫩松软，不够发达，真皮和表皮联结得不够紧密，所以表皮脱落的机会比较多。另外，新生儿出生的时候处于温暖的羊水中，出生后受到干燥空气和寒冷的刺激，皮肤收缩，也容易导致脱皮。

因此，新生儿在刚出生的几天，手心、脚底都会出现脱皮，过2~3天后就会消失。有的婴儿的头部也会出现脱皮的现象，但是这种脱皮与"头屑"没有关系，也不是什么污秽，纯属生理原因。新妈妈要注意对新生儿皮肤的护理和清洁，避免外来的损伤引起感染，也不要因此感到惊慌。

如果对新生儿的皮肤护理不周到，就会影响新生儿的健康成长。因为新生儿皮肤角化层较薄，表面缺乏溶菌素；皮下血管丰富，汗腺分泌旺盛，大小便次数多；皮肤红润，胎毛少，如果不经常给新生儿换衣、护肤、洗澡，有害的代谢产物就会不断地刺激新生儿的皮肤，尤其是耳后、腋下、颈部、腹股沟、臀部等皮肤容易发生褶皱的地方，更容易发生皮肤感染和溃烂。

三、黏眼的处理

新生儿的新陈代谢比较旺盛，眼屎相对的也比较多。如果眼屎过多、黏稠，就会形成新生儿结膜炎，也就是"黏眼"。宝宝一旦患上了结膜炎，就要按照医生的嘱托，按时使用眼药水，按时吃药。

在给宝宝点眼药前，要先准备好一块小毛巾、医生开的眼药水以及一包消毒棉棒。

（1）妈妈首先把双手清洗干净，然后把小毛巾放在宝宝患眼的外侧，轻轻地用左手拇指、食指分开宝宝的上下眼睑，右手里面则拿着药瓶在离眼睛2厘米处，滴1~2滴药后放开手，最后再用消毒棒轻轻地擦眼周围的药液。

（2）如果新妈妈试图分开宝宝的眼睑的时候，宝宝把眼睛闭得更紧了，这时候，要把宝宝背着光线水平轻轻地抱起来，然后上下晃动宝宝的头部和上身，这样宝宝就会自动睁开眼睛，然后把眼药膏或眼药水点在宝宝下眼睑的穹窿部。

四、乳痂

乳痂，是婴儿常见的头皮病，就是新生儿头皮上有一层黄褐色的脏东西。造成乳痂的原因有多种，大多数是婴儿头皮皮脂腺的分泌物积聚形成。还有就是有的婴儿在母体子宫内就已形成乳痂，或者婴儿对牛奶过敏引起乳痂病。那么如何消除乳痂呢？

1. 勤清洗

孩子出乳痂跟家长的护理有关系，有的家长怕孩子弱小，洗后会受凉；有的家长十分害怕碰孩子的囟门，认为这个地方不能摸碰，更不敢给孩子洗头。所以，时间久了的话，孩子的头上就会有厚厚的一层乳痂，不好看也不卫生。从第二周开始，至少3天洗1次头，这样婴儿头部皮质分泌物才能有效清除。

2. 用植物油清洗

头皮乳痂可用清洁的植物油来清洗。首先对植物油进行消毒，加热放凉。然后把植物油用棉棒涂抹在乳痂处，"闷"一天以后，用小梳子慢慢地、轻轻地梳一梳，接着用婴儿洗发水给婴儿洗头，头皮乳痂就不见了。如果头皮乳痂比较多的话，可以用油多闷几次，洗掉就可以了。

五、红屁股

红屁股也就是尿布皮疹，主要是因为宝宝在尿布覆盖的部位沾染上了汗水、未清除净的肥皂粒、大小便的刺激和湿润尿布的浸泡。宝宝的臀部皮肤发红或起皮疹，甚至会出现皮肤脱落、糜烂。最终使宝宝哭闹不停，甚至影响饮食和睡眠。虽然尿布皮疹并不是严重的皮肤病，但是却令新妈妈头疼，为了预防宝宝红屁股，所以要注意以下几点。

（1）要给宝宝勤换尿布，每隔2~3小时就换一次。一旦尿湿后要马上更换干净的；尤其宝宝大便后，更要立即更换尿布。

（2）每天让宝宝的小屁股在空气中多晾几个小时，这样可以避免皮肤与尿液过多接触。

（3）宝宝在每次大小便之后，都要用温水洗宝宝的臀部和会阴部等，使用婴儿专用的洗浴用品，不能使用香皂洗。然后用软布轻轻地擦干，再在局部轻轻擦上5%~10%鞣酸软膏，使宝宝的皮肤形成一层保护膜。这样有助于宝宝娇嫩的小屁股与刺激物质隔开。

如果宝宝出现了红屁股，这时可以通过下面的方法护理。

（1）在清洗小宝宝的屁股的时候，不要用手帕擦，也不要用含酒精及香料的湿纸巾，避免刺激造成的疼痛，应该用湿纸巾轻轻按压的方式清洗。

（2）要及时更换、清洁尿布，尽量让宝宝的屁股多接触空气。那么宝宝皮肤发红的现象就会在 3~5 天后自动消失。

（3）每次在换尿布的时候，都要用温水把宝宝的臀部清洗干净，然后轻轻地涂上经过消毒的植物油或者治疗红屁股的红臀膏。

（4）如果宝宝的小屁股已经出现了液体渗出或破皮溃烂，那么最好去看医生，使用专门的治疗尿布疹的药物，不能自己擅自涂抹药物。

六、奶癣

奶癣是新生儿常见的一种皮肤病，也叫作婴儿湿疹。如果婴儿患了奶癣，眉毛之间、脸部及耳后都会出现许多小的斑点状红疹，密集或分散，有些甚至还流黏黏的黄水，天气干燥的时候则会结成黄色的痂。一般这种病都不会有什么大的危险，但是宝宝常常会感觉痒，哭闹不停。

目前大多数人认为，奶癣的病因跟过敏有关系。主要以奶类食品为主要食物的婴儿来说，得了奶癣之后，要根据过敏源看是否要吃奶。引起宝宝发生奶癣的过敏食物可能是母乳、添加的辅食或牛奶。

（1）如果怀疑宝宝是牛奶过敏，在喂养牛奶的时候要多煮几次，破坏掉里面的过敏源，然后再喂给宝宝。

（2）如果怀疑宝宝是母乳过敏，则新妈妈要思考一下自己是不是吃了什么过敏的东西，例如鱼、虾、鸡蛋、蟹等过敏的食物，并且最好不要吃刺激性食物，因为母乳主要跟母亲的膳食有关系，但要注意不要因此停止母乳喂养。

如果宝宝不慎患了奶癣，要从以下几个方面入手护理：

（1）衣着要轻软、宽松、清洁，丝毛织品和有颜色的衣服不要直接接触患处。如果过敏严重，要请医生诊治，在医生指导下用药，不可自行用药。

（2）要避免患处摩擦或使用肥皂、热水清洗，以免刺激皮肤。可用消毒棉签蘸些消毒过的花生油、石蜡油等油类浸润和清洗。

（3）局部黄水去净、癣皮浸软后，可用消毒后的软毛巾或纱布轻轻揩拭并除去，再涂上少许蛋黄油或橄榄油。

七、大便异常

因为新生儿时期整个消化系统都不够成熟，所以随着婴儿喂养方式的改变，婴儿大便的形状、颜色发生了改变，排便次数也不一样。但是只观察大便的形状、次数与颜色，并不能说明哪种大便是正常的，哪种是不正常的。所以，还需要根据日常生活中孩子的吃奶、体重、睡眠来决定。

（1）新生儿大便中有血。一般在正常的情况下，新生儿的大便中是没有血的。新生儿有直肠息肉时，往往大便中也混有鲜血；排干硬便时，常常在排便中混有少许或几滴鲜血，这可能是因为肛门裂伤引起的。如果出现了上述的现象，就要请小儿科医生检查。如果肉眼观察到血便与黏液混合或血便，患儿阵阵哭闹，粪质少，应注意是否患有肠套叠。如果是果酱样大便或血水样并伴有腹胀、呕吐、发热，应考虑坏死性小肠结肠炎。也有的新生儿因维生素 K 缺乏造成新生儿出血病，有时还伴有上消化道呕血等情况。也有的早产儿的大便用肉眼观察时呈绿色，这是因为毛细血管通透性强的原因。综合上述情况，如果新生儿的大便中混杂了血就要立刻到医院就诊，明确诊断，尽早治疗。

（2）新生儿大便中有奶瓣。新生儿大便中的奶瓣是指没有消化的钙或镁化合而成的皂块和脂肪，如果量不是太多就没有必要看医生。因为牛奶中酪蛋白较多，喝牛奶的新生儿不易消化，所以大便中常见酪蛋白凝块，如果奶瓣块大且多，说明新生儿消化不良，这时候就要适当调整牛奶的浓度了，或暂时将牛奶上层的奶皮去掉，少食多餐，或煮沸时间再加长些，使蛋白颗粒变细容易消化，这样可使大便变稀，奶瓣消失。如果母乳喂养的新生儿也出现了这种情况，那么可以减少婴儿每次吃奶的量，少食多餐。

（3）新生儿拉绿色大便。大便的颜色和胆汁的化学变化息息相关。在小肠的上部胆汁含胆绿素和胆红素，所以大便是黄绿色，经过结肠的时候，胆绿素经过还原变为胆红素，故呈黄色。牛奶喂养的新生儿大便偏碱性，则能够进一步还原而变成无色的粪胆原，所以大便颜色较淡。如果牛奶喂养的新生儿排便呈现绿色，那么表示肠道有炎症或者肠蠕动加速，这时就要到医院去检查。母乳喂养的新生儿大便偏于酸性，由于氧化型细菌的作用，使胆红素部分变为胆绿色。所以母乳喂养的新生儿的正常大便略带绿色。

第三节　新生儿保健

一、宝宝头面部的护理

1. 头面部的一般护理与清洁

（1）准备用物。专门给婴儿洗脸用的脸盆 1 个，里面放半盆温水，水温 38 ~ 39℃，护理篮内放婴儿洗发香波 1 瓶、消毒棉棒 1 包、盛污物的小盘 1 个、小剪子 1 把、柔软棉质小毛巾 2 条、茶壶 1 把（内置温水）、干净上衣若干。

（2）操作步骤。用左臂把新生儿抱起，并且用腰部和左肘部夹住孩子的双下肢和臀部，右手将一块小毛巾蘸湿后略挤一下，先洗双眼，左手托住头颈部，用拇指和中指压住双耳，使耳廓盖住外耳道，防止洗脸水进入耳道引起炎症。注意小毛巾擦完一只眼后要换上一面擦另一只眼，接着把毛巾在清水里洗一下，然后再擦面颊部、前额及嘴角，把毛巾拧干之后擦脸。接着洗头。首先把婴儿的洗发水倒在手里，轻轻地在宝宝的头上揉洗，注意防止水流入眼睛和耳道里。然后请另一人帮助用温水把宝宝的头发冲洗干净并且擦干。最后擦洗宝宝的颈部、腋下、前臂及手。注意，应将宝宝紧握的双手扳开擦洗干净，如果不能擦洗干净的话，掌心就会糜烂。

洗完之后，给宝宝换上干净的衣服，把宝宝抱起来，用消毒棉棒把新生儿鼻腔分泌物及外耳道的水渍擦干净。注意棉棒不可探入鼻腔和耳道深处，动作一定要轻柔，只在外围处理一下就行了。

因为宝宝的皮肤娇嫩，机体的免疫系统还不完善，如果处理不当的话，皮肤就会破损，甚至传染，严重的时候可能会患上败血症，所以在用毛巾擦肌体的时候，一定要轻柔，最好使用干毛巾吸干水分。

2. 新生儿口腔护理

正常的新生儿是不需要做口腔护理的，只要在吃完奶之后，把口唇、嘴角、颌下的奶渍擦干净就可以了，但是如果患有其他口腔疾病或者口腔炎的就需要做口腔护理了。

（1）准备用物。护理篮内放棉棒1包，小茶壶1个（内放温水），治疗碗1个，小镊子1把，内放生理盐水浸泡的大棉球6个，消毒液体石蜡油1瓶（或煮沸过的食用植物油也可以），小毛巾2块。

（2）操作步骤。在做口腔护理的时候，首先把手洗干净，让新生儿保持侧卧，用毛巾围着新生儿的颌下及枕上，防止沾湿枕头和衣服。用镊子把盐水棉球夹住，把新生儿的两颊内部及齿龈外面擦干净，再擦舌部及齿龈内面，每擦一个地方，就要更换一个棉球。注意，千万不要碰到儿童的咽喉，这样容易引起恶心。擦洗完之后要用毛巾擦净嘴角及面部。口唇干燥的儿童，则要涂食用植物油或石蜡油，口腔内则要根据需要涂药。

注意在做口腔护理的时候一定要注意卫生，等到消毒之后才能使用。操作时动作要轻，棉球要夹紧，避免棉球掉到口腔后部，堵住咽喉部造成窒息。棉球蘸取的溶液不可过多，防止婴儿将溶液吸入呼吸道。

新生儿因为溢奶或哺乳的原因，在小儿的舌上或者口颊内会有奶块，有的父母喜欢用纱布沾水去擦，实际上，这是十分不合适的。一不小心，粗糙的纱布就会损伤孩子稚嫩的口腔黏膜，甚至会引起口腔感染或败血症。在遇到这种情况的时候，给小孩喝一些温开水，奶块就会被冲走。

一定要注意观察口腔黏膜的颜色、舌头上有无残留白色的奶垢等。

3. 新生儿眼睛护理

眼睛是人体最重要的器官之一，也是最脆弱的器官之一，它的健康关系到孩子的一生，所以，月嫂和家长都要呵护好孩子的眼睛。在新生儿时期，就要做好孩子的眼部护理，一是要防止异物飞进孩子的眼中，二是要检查孩子的视力是否异常。

新生儿几乎一天都是在睡眠中度过的，又常常闭着眼睛，还有就是新生儿的眼睛反射不是很敏感，眼前有异物的时候，也不会很快地闭眼保护眼睛，所以很难发现小孩眼睛异常。

异物如果尖锐或者在眼内停留的时间比较长，就会形成病灶，引发感染，后果十分严重，所以要防止异物飞进小儿的眼睛。关键是在护理时一定要小心仔细，注意每一个步骤，如小儿躺在床上时不要清理床铺，以免飞尘或床上的灰尘进入小儿眼内；打扫卫生时应及时将小儿抱开；小儿的玩具应较圆钝，不要带尖刺；给小儿洗澡时也应该注意避免浴液刺激眼睛；外出时如遇刮风，应用纱布罩住小儿面部，以免沙尘进入眼睛；新生儿所处的环境应清洁、湿润。如小儿不睁眼、哭闹，一定要想到一些眼病和眼内异物的可能性，及时到医院请医生诊治。

新生儿在眼睛护理的时候还要注意经常检查和观察视力的问题。婴儿在1~3个月只能检查是否存在严重的视力异常。尚不能判断其确切的视力情况。家里面常用的是3种检查小儿视力的方法。

（1）用一手电筒突然一亮，照小儿眼睛，可见小儿眼睛的黑瞳孔突然缩小，这就说明小儿有视力，有瞳孔对光反射。

（2）仰卧，拿一支铅笔突然移向小儿面部（注意千万别刺着小儿眼睛及面部），小儿会眨眼，这就说明小儿能看到东西了。

（3）使小儿仰卧，用一根线系一个红色毛线球，举在小儿眼前上方20厘米处，看他是否能盯着看，如能盯着看，且能随着毛线球的左右移动而进行跟踪，说明小儿有视力。

如果上面的检查中发现小儿的视力有问题，那么要及时跟医生取得联系。如果想要知道婴儿的情况，则要到医院眼科去检查。

4. 新生儿耳部护理

已经满一个月的新生儿的耳廓已经成型了，但是他的外耳道相对较狭窄，一旦有污水流进耳道深处，就会引起发炎，甚至导致外耳道疖肿。因为新生儿的骨骼还没有发育完全，外耳道似乎只是一条缝隙，发生炎症的时候，容易对神经形成压迫和刺激，新生儿常表现为：夜间难安睡，哭闹不安，抱着或者哄都没有效果。如果新生儿常常哭闹不安，就要考虑外耳道的炎症。因此，无论是给新生儿滴眼药、洗头或洗澡时，千万要小心，不要使药液、污水等流入耳道深处。如果发生了外耳道炎症时，就要及时地去医院就医，按时服药、滴药，局部热敷，只要护理及时、恰当，症状就会消失。

准备用物：护理篮内放消毒棉棒1包，盛污物小盘1个，所需药水为3%双氧水或生理盐水1瓶。

操作步骤：首先，操作者要先洗手，让新生儿侧卧，有病的耳朵朝上，然后用无菌棉棒轻擦外耳道分泌物，必要的时候可以使用3%双氧水或生理盐水清洗外耳道，右手以滴瓶或滴管将药液滴入耳道后壁3~5滴，左手牵引耳廓，轻压耳屏，让药水顺着耳道进入耳内，新生儿保持原来的姿势5分钟左右。注意滴耳药的温度大约为体温（37.7℃为宜），避免刺激神经从而引起恶心、眩晕等不良反应，注意在滴药的时候，一手拉住耳廓向后下方牵引，和耳道形成垂直的方向，让药液顺利地流入耳道的深部。

观察耳型是否有歪斜的现象，需随时注意听力发展。

5. 新生儿的鼻部护理

新生儿的鼻黏膜柔软并且有血管，遇到刺激就会水肿、易充血，使比较狭窄的鼻腔里因为呼吸不畅快而烦躁不安，还有鼻腔分泌物也是造成新生儿鼻堵的重要原因。

准备用物：护理篮内放清水1碗，消毒棉棒1包。

操作步骤：清理鼻腔分泌物的时候，不要用镊子强力地夹出来，可以用软物刺激鼻黏膜引起喷嚏，鼻腔的分泌物即可随之排出，从而使新生儿鼻腔通畅。使用棉棒蘸清水往鼻腔内各滴1~2滴，软化鼻痂，或用母乳、牛奶滴入也可以，等1分钟，然后用干棉棒把它拔出来。

二、宝宝的臀部护理

1. 尿布的穿戴

将布尿布叠好，垫在大腿根，不要将整个腰部都裹起来，前端不要超过肚脐。可在腰部用安全别针或橡皮筋将尿布固定，但是不能捆绑太紧，否则会损伤婴儿的皮肤。布尿布的外面不要用塑料布包裹，否则小孩的屁股会因为透气不通而引起发红、糜烂、引起尿布疹。男孩的尿布前面要厚点，女孩的尿布则后面厚一点。使用布尿布时，要注意尿布不能太大、太厚，否则会影响婴儿腿部的运动。

纸尿裤的穿法就是根据包装上面的说明书进行。穿上纸尿裤用粘胶带粘好腰部，然后把纸尿裤的边缘拉平整，使孩子既感到舒服，又避免"泄漏"事件的发生。

在使用纸尿裤的时候，父母要密切注意尿布的干湿情况，及时更换。注意，夏季高温，一定不要让婴儿一直穿着纸尿裤，特别是男婴，要让他们的皮肤透透气，特别是生殖器。

2. 臀部的清洁

婴儿的小屁股需要悉心地呵护，正确的臀部护理是防止泌尿道疾病和尿布皮炎的关键。

对于出生后3个月以内的婴儿，最好每次换尿布时都用婴儿专用的湿纸巾将小屁股擦拭干净或者用温水洗一洗小屁股。记住，每次换上新尿布前，都要把小屁股擦干，还可涂些护臀膏。

婴儿应该使用新的、柔软的毛巾，毛巾要独用，以免感染各种疾病。在擦拭外阴和肛门时，动作一定要轻柔，如果用力过度的话容易把黏膜擦破。在擦拭女婴的外阴和肛门时，要从前往后擦，以免将肛门周围的细菌带到尿道口，引起上行性泌尿系统感染。

三、宝宝皮肤护理

1. 新生儿皮肤特点

新生儿的皮肤单薄、娇嫩，如果遇到外力或者摩擦的时候，就会引起感染和损伤。新生儿抵抗力弱，一旦感染皮肤，就会扩散。因此，做好新生儿的皮肤护理是非常重要的。

2. 新生儿皮肤护理

新生儿在脐带没有脱落的时候，可以进行全身沐浴，如果脐带沾水要用酒精消毒。洗澡水温不要太热，一般在28~40℃，推荐使用婴儿专用温度计比较精确地测量水温。洗澡忌用刺激性肥皂，一般应选用专门的婴儿皂或婴儿浴液。洗完澡后应抹上润肤霜，在胳肢窝、腿关节、头颈、下身和宝宝易出汗的部位扑上爽身粉。

新生儿对外界的环境变化并不是十分适应，所以在给宝宝洗澡的时候，一定要快、轻柔，洗完之后立刻穿衣服，以免受凉。宝宝替换的衣物和尿布应选用吸水性强、透气性好、质地柔软的纯棉制品。另外，新生儿排便后应及时清洗臀部。洗后在肛门周围涂凡士林、鞣酸膏或植物油（可选用香油，事先加热消毒后放在干净的器皿中备用），以免臀部因尿、便刺激而发生红臀和尿布疹。

新生儿身体的各个器官都没有发育健全，所以宝宝在离开妈妈身体的时候对外界不能适应，所以需要襁褓。襁褓就像妈妈的身体一样，防止宝宝碰伤、划伤，为宝宝提供保护，为宝宝提供恒温的空间。所以妈妈一定要重视小小的襁褓，细心正确地包裹襁褓。

3. 新生儿皮肤

新生儿防御功能差、极易受细菌感染，并且表皮柔软娇嫩，在进行护理时应确保新生儿使用的被褥、用具清洁，成人的手要洗净。注意仔细观察新生儿颈部、腹股沟、腋窝等部位，因胎脂刺激、积汗潮湿及相贴皮肤的互相摩擦容易引起新生儿皮肤表面糜烂，特别是太胖的新生儿。在给新生儿洗澡的时候，首先要把腋窝、颈部、腹股沟等处的胎脂彻底洗净，减少对皮肤的刺激。如果皮肤有破溃最好不用龙胆紫及粉剂药物，这样容易引起表皮干燥。把婴儿已经皮肤破溃的地方用温水擦干、洗净，再用鞣酸软膏均匀轻柔地涂抹，每天 2 次，可以起到隔水、干燥及止痛等作用，避免感染加重。发现异常及时看医生。

四、宝宝脐带的护理

婴儿在分娩之后，接生的人员会给他断脐，然后把脐带根部结扎、消毒和包扎。开始时脐带的残留部分是青褐色的，以后逐渐干枯成为黑褐色，出生后 7 天自然脱落。

因为脐部阴暗潮湿，容易聚集一些污物和水，还有断脐后的血液微滞，所以这里容易滋生细菌。在脐带脱落前后，有的时候会出现一些渗液、渗血，如果处理得不恰当，就会引起局部红肿甚至感染，严重的时候还会出现败血症。所以要用消毒棉签蘸以 75%酒精对脐带残端进行局部消毒，如果出现渗液现象，就要多撒一些脐带粉，等它自然脱落。

注意，在脐带还没有脱落时，洗浴后要马上对脐部进行消毒，尿布的上端不要紧贴在脐部，避免弄湿。一定要保证脐部的清洁卫生和干燥，才能预防脐炎的发生。如果脐周皮肤出现红肿现象时，或脐部出现过多渗血或有脓性分泌物，说明已经出现了感染，所以要立刻去医院治疗，这样才能避免出血和感染，防止病情加重。

五、宝宝呼吸道、消化道护理

新生儿感冒时最容易出现鼻塞，表现为哭闹不安、烦躁，尤其是在晚上睡眠不好，吃吃停停。这是因为新生儿富含血管、淋巴结和呼吸道短，如果感染了，容易引起水肿与堵塞。这时就要少量多次地喂奶，多给婴儿饮水。如果婴儿感染的病菌、病毒数量大，毒力强，以及自身的抵抗力弱，可能会从普通感冒发展成为肺炎或支气管炎。因此，刚上任的爸爸妈妈们要保持所住居室经常通风，尽量预防感冒，已经感冒的家人和亲友尽量减少接触新生儿，或者是戴上口罩。

新生儿的胃的位置似平放的水袋，食管括约肌功能尚不协调，容易引起溢奶，护理不好的时候可能会引起窒息甚至生命危险。所以在日常护理宝宝的时候要注意，入睡时将上半身稍垫高，并采取侧卧位；宝宝吃完奶之后，要竖着抱起来，然后把头放在肩上，轻拍背部直至打嗝。出现窒息可见发绀、呼吸减弱或消失，嘴角或鼻腔内见到奶迹，此时，立即把宝宝面部朝下，用掌根拍打背部，使误吸的奶出来，如果还是没有呼吸，就要捏住鼻子做人工呼吸，或者根据颈动脉搏动决定是否做心脏按摩，同时立即送医院。

新生儿如在出生后不久尤其是吃奶后即出现气急、发绀、呛奶、反应差等，并且面容特殊等表现，就要考虑是否有先天畸形存在，例如腭裂、巨大舌、鼻孔闭锁等，这时就要及时地送往医院，矫正畸形，并且预防吸入性肺炎的产生。

新生儿消化代谢功能有限，但营养需求量高，因此，要求不能过量喂养，能保证生长发育的需要就行了，这样可以避免给新生儿的胃肠道造成负担。适当掌握合理营养对增强抵抗力和体质最具有决定性的影响，每天要摄入均衡的营养才能满足身体的需求和提高免疫力。

六、宝宝嗓音护理

由于婴儿声带娇嫩，耐受力差，如果上呼吸道感染可引起急性喉炎，使声带水肿，声音嘶哑；若患支气管炎、肺炎则咳嗽频繁，振动声带较频，有损嗓音；或者是长期哭闹、叫喊，会使声带肌疲劳，弹性减弱，声音嘶哑。如果发生了上述情况就要及时地治疗。如果呼吸道有炎症，可以用银翘、维生素 C 和板蓝根治疗，胖大海对声带有保护的作用，可以泡水饮用。

七、宝宝四肢、生殖器护理

1. 新生儿四肢护理

正常新生儿的姿势大多数是英文字母"W"和"M"状，也就是双下肢屈曲呈"M"状，双上肢屈曲呈"W"状，这是健康新生儿肌张力正常的表现。不过，随着月龄的增长，四肢逐渐伸展。罗圈腿就是"O"形腿，是因为佝偻病所致的骨骼变形引起的，它跟新生儿四肢的弯曲状态没有关系。捆绑婴儿四肢不仅限制了婴儿的自由伸展活动，而且会导致婴儿的活动不畅快影响日后的健康发展，甚至婴儿会有人格偏差。所以进行婴儿四肢护理时，应尽量让四肢自由活动。

2. 新生儿生殖器官的护理

在清洗女婴生殖器的时候，千万不要扒开女婴的阴唇去清洗内部，只要把外面包尿布的部位清洗干净就行了。然后，清洗包尿布的部位的时候，要从前面向肛门的部位洗，这样可以最大限度地减少肛门排出的细菌扩散到膀胱，避免感染的危险。在给没有做过包皮环切术的男婴清洗时，千万不要把包皮拉上去，正常地清洗外面包尿布的部位就行了。

有些妈妈看到男宝宝的阴茎出现一小块突起时，会担心宝宝得了肿瘤。实际上，这只是新生儿的包皮过长，如果没做好清洁，就会囤积脏东西，然后形成包皮垢；对于包皮过长的宝宝，一定要开刀把包皮割了，但要等宝宝年纪稍大些开刀为宜。

此外，男宝宝的阴囊如果太大的话，就可能患上了阴囊水肿，这时候需要检查，即用手电筒照射肿胀的部位，如果能够透光就是阴囊水肿，正常的情况下会在 6~12 个月大时变得正常；倘若没有透光则可能为疝气，此状况必须依医师指示决定是否开刀治疗。

有些父母发现男宝宝的生殖器似乎变得短了，这是因为耻骨的脂肪太厚，生殖器被包住了。这时候，只要仔细观察就能看到它是正常的发展过程。对于女宝宝来说，最常见的就是下体出现如月经的分泌物，这也是正常的现象。

3. 新生儿生殖器清洗

宝宝如果大便了，要对他们进行清洗，但是如果擦拭太过用力，容易伤到皮肤的角质层。男宝宝和女宝宝各自的身体结构不同，在清洗的时候也要采用不同的手法。

（1）男宝宝清洗时注意事项。

①一般，男婴会在解开尿布的时候撒尿，所以要解开尿布后把尿布停在阴茎处几秒。

②打开尿布，用纸巾把粪便擦去，然后把尿布在他屁股上面折好。用水或者清洁露弄湿脱脂棉来擦洗，开始时先擦肚子，直到脐部。

③使用干净的脱脂棉清洗阴茎部的皮肤褶皱和大腿根部，清洗的时候从里往外擦拭，当清洁睾丸下面时，轻轻地用手指将睾丸往上托住。

④用干净脱脂棉清洁男婴睾丸各处，包括阴茎下面，因为那里可能有尿渍或大便，如果需要的话，轻轻地用手指把他的阴茎拿着，但是不要扯到阴茎的皮肤。

⑤顺着离开他身体的方向擦拭清洁他的阴茎，不要把包皮往上推，尝试去清洁包皮下面。在男宝宝半岁前都不必刻意清洗包皮，太早的去翻动宝宝柔嫩的包皮会伤害到宝宝的生殖器。

⑥举起婴儿双腿，用一只手指放在他两腿中间，清洁他的肛门及臀部。他大腿根背面也要清洗。清洗完之后，把尿布去掉。

⑦擦拭自己的手，再抹干他的尿布区。如果他患有红屁股，让他光着屁股踢一会儿脚。预备些纸巾，以备撒尿时使用。

⑧在阴茎以上部位（而不是阴茎上面）、臀部上、睾丸附近及肛门等处擦上防疹膏。

（2）女宝宝清洗时注意事项。

①首先用纸巾擦去她的粪便，然后用洁肤露或水浸湿棉花，从她的小肚子擦到脐部。

②用一块干净棉花把她大腿根部所有皮肤褶皱里面擦洗干

净，由内向外、由上向下擦。

③举起她双腿，并把一只手指置于她双踝之间。接下来清洁其外阴部，注意要由前往后擦洗，避免细菌从肛门进入阴道，也不要清洁阴唇里面。

④使用干净的脱脂棉清洗她的肛门、屁股、大腿，从里面向肛门处洗，洗好之后，拿走纸尿布，用胶纸在其前面封好，丢进垃圾箱，洗手。

⑤用纸巾擦干她的尿布区，然后让她光着屁股玩一会儿，使她的臀部暴露于空气中。

⑥在阴唇及肛门、臀部、外阴部四周等处擦上防疹膏。

一般，女宝宝不用爽身粉，以防止滑石粉进入卵巢。因为女性的盆腔与外界是相通的，外界环境中的颗粒、粉尘均可通过阴道、外阴、宫腔、宫颈、开放的输卵管进入到腹腔，并且依附在卵巢表面，引起卵巢上皮细胞增生，进而诱发卵巢癌。

八、给宝宝洗澡

1. 洗澡前的准备

（1）洗澡时间。一般地说，不要在刚刚吃完奶时洗，这样容易导致婴儿呕吐。洗澡要在喂奶前30分钟进行。

（2）温度。洗澡时的水温维持在38~40℃，室温需维持在26℃左右。

（3）用品。温度表1只，干浴巾及毛巾各1条，婴儿浴皂1块，爽身粉1盒，尿布1块，小浴盆1个，替换的清洁衣服1套。

（4）检查。洗澡之前应检查有无排便，如果有，必须清理好后再洗。

2. 洗澡顺序

（1）浴盆中放半盆温水，用手肘感觉水温，手肘感觉不凉也不热，或者用水温表量一下水温，将水温调节在适当的范围即可。

（2）脱去婴儿的衣服，腹部用浴巾遮住，把右手放在臀部，用左手固定婴儿头部，将婴儿抱稳。

（3）左手仍固定头部并略抬高，用左手拇指和中指向前压住婴儿的耳屏，将耳孔盖住，阻止水进入耳朵，移除右手，然后用婴儿浴皂给宝宝洗头、清洁，再擦干头发，按照同样的方式清洗颈部。

（4）去掉浴巾，然后托住婴儿的头、背部和臀部，将婴儿轻轻放入浴盆中。让宝宝枕在左前臂上，用右手清洗腋下。

（5）左手恢复托头姿势，右手洗腹部及腹股沟处、腿部及脚部。

（6）将婴儿轻轻翻转，用左手把婴儿前胸托住，使婴儿头部稍高，保持侧卧，右手自上而下洗净背部、臀缝。

（7）洗澡完毕，左手把婴儿的头颈部托住，右手把双足踝部抓好，使宝宝离开浴盆，然后用浴巾包好，迅速穿上衣服，注意保暖。

婴儿的洗澡过程最好在 10 分钟内完成，否则孩子会因体力消耗而感到疲倦。另注意，不要让肥皂和水进入婴儿的眼中、耳中。

3. 浴后护理

给婴儿穿好衣服以后，要先清洁脐孔。在给两周内的新生儿洗澡的时候，水不要浸湿脐部，浴后可用 75% 的酒精棉签清洁脐孔，预防脐部感染。目前给新生儿已很少用爽身粉了。

4. 给新生儿洗澡的注意事项

（1）因为新生儿的皮肤很嫩，所以一定要轻轻地擦他的身体，千万不要搓伤或者擦破他的皮肤。

（2）在给婴儿洗澡时要用大拇指和食指堵上婴儿的耳朵，

防止洗澡水进入耳朵。

（3）洗完澡擦眼时要从外眼角向内眼角擦，擦肚脐、耳朵要用干纱布或棉签，要注意腋下、颌下、大腿根等部位，最后要用婴儿专用梳子轻轻地梳头发。

（4）夏天洗澡时要先给新生儿喂点白开水。

要经常给新生儿洗澡，因为常洗澡不仅能够促进其血液循环和生长发育，而且能达到清洁卫生的目的。但是下面的婴儿不适合洗澡。

（1）生病期间，如腹泻、拒奶、呕吐、咳嗽等，若洗澡可能加重病情。

（2）早产儿及低体重儿（低于2.5千克）。

（3）患脓疱疮、荨麻疹（痒痒疙瘩）等烫伤或某些皮肤病等也不宜洗澡，避免引起感染，但是可以在医生的指导下用中草药进行煎水擦洗。

（4）高热后退烧不到48小时也不宜洗澡。这时候的婴儿身体比较虚弱，洗澡容易受凉，引起旧病复发。

九、给新生儿游泳

1. 利用水的浮力让新生儿自由运动

水的浮力、水冲击力、静水压等对新生儿骨骼、五脏六腑和全身皮肤产生轻柔的爱抚，可以激发新生儿全身包括内分泌、神经系统等一系列的良性反应，促进新生儿听觉、动觉、视觉、平衡觉综合信息的传递，从而促进婴幼儿的身心健康发展，为新生儿未来的情商、智商的提高打下良好的基础。

步骤一：泳前沐浴。月嫂用浴巾将宝宝的身体和四肢裹好，只露个小脑袋在外面。游泳池里首先注入36～37℃的温水。月嫂给宝宝擦干净后，把他平放在台面上并且做安抚。

步骤二："全副武装"。月嫂从前向后把充好气的婴儿泳圈套在宝宝的脖子上，大小刚刚好，然后将上下两个搭扣扣好。

泳圈套好，就万事俱备了。

步骤三：泳池徜徉。当宝宝正式下水的时候，可能会哭一会儿，但是过不到 2 分钟，他就安静了，还踢踢小腿，伸伸胳膊，蛮投入的样子。就这样，宝宝可在水中停留十几分钟。

步骤四：抚触呵护。宝宝游泳结束。月嫂用浴巾包裹着他，并将他的身体擦干净，再涂上按摩油，对宝宝进行全身抚摸，最后，不要忘记给宝宝称体重。

2. 适宜游泳的新生儿及注意事项

新生儿游泳并不是一件每个婴儿都可以做的事情，一般是在出生 4 个小时。对于足月产的新生儿来说，游泳是一项集娱乐和运动为一体的游戏，近两年在欧美及东南亚发达国家开展。我国目前各大医院也在陆续开展这项服务。许多家长为了使孩子从出生就有一个健康的基础，所以喜欢这项活动，但这项活动并不是每个新生儿都适宜的：

（1）适应足月正常分娩的顺产儿（产后当天到 1 个月）、剖宫产儿。

（2）不适应小于 32 周的早产儿，体重低于 1800 克的低体重儿。禁忌患有婴幼儿疾病需接受治疗者；新生儿阿氏（Apgar）评分低于 8 分者。

（3）注意事项。

①新生儿游泳圈使用前应进行安全检查（如保险搭扣是否脱落、型号是否匹配、是否漏气等），泳圈应是双层双气道充气的双保险用品。

②新生儿游泳期间必须一对一专人全程看护。

③新生儿脐部防水护脐贴应正确使用。

④新生儿套好游泳圈时应检查下颌部是否垫托在预设位置（双下颌角紧贴内圈），下巴置于其槽内。

⑤下水时要逐渐缓慢入水。泳毕要迅速擦干新生儿身上水渍、保温，取下游泳圈，然后取下防水护脐贴，用安尔碘消毒

液或 75%的酒精消毒脐部 2 次，并用一次性护脐带包扎。

第四节　新生儿的预防接种

一、预防接种与计划免疫

1. 预防接种

预防接种是预防传染病的一种有效的方法，就是把预防某种传染病所用的生物制品通过口服或者注射的方法，接种到人体中，刺激人体的免疫系统，使人产生能够对抗该种病菌或者病毒的抵抗力，从而不患此病。预防接种所用的生物制品称为疫苗。人体通过接种疫苗产生抵抗该传染病的抗体，这一过程被称为主动免疫。

2. 计划免疫

计划免疫是指根据年龄有计划地对各种疾病进行预防接种。计划免疫主要有两个程序：一是全程足量的基础免疫，就是孩子在 1 周年内需要完成的初次接种；二是以后的加强免疫，就是根据人群的免疫水平、疾病流行情况和疫苗免疫持久性进行的复种，从而达到巩固免疫效果，达到预防疾病的目的。

二、各种疫苗的作用及使用途径

1. 计划免疫项目及预防的疾病

免疫名称	预防疾病
卡介苗	预防结核病
脊髓灰质炎疫苗	预防小儿麻痹症
百白破联合制剂	预防百日咳、白喉、破伤风
麻腮风疫苗	预防小儿麻疹、腮腺炎、风疹

（续表）

免疫名称	预防疾病
甲肝疫苗	预防甲型肝炎
流脑疫苗	预防流行性脑脊髓膜炎
乙脑疫苗	预防流行性乙型脑炎（大脑炎）
乙肝疫苗	预防乙型肝炎

　　储备 3 种疫苗（预防出血热疫苗、预防钩端螺旋体疫苗、预防炭疽病疫苗）可预防 15 种流行性传染病。

　　2. 接种方法

　　（1）皮下注射法：如麻疹减毒活疫苗。

　　（2）口服法：如口服脊髓灰质炎疫苗糖丸。

　　（3）肌内注射：如乙肝疫苗。

　　（4）皮内注射法：如卡介苗。左上臂外侧三角肌中部注射。

三、0~6 岁婴幼儿计划免疫安排

年龄	免疫类型
出生时	注射乙肝疫苗、卡介苗
满月后	注射第二针乙肝疫苗
满 2 个月	口服预防小儿麻痹症糖丸
满 3 个月	口服预防小儿麻痹症糖丸，注射第一针百白破疫苗，在结防所复查卡介苗
满 4 个月	口服预防小儿麻痹症糖丸，注射第二针百白破疫苗
满 5 个月	注射第三针百白破疫苗
满 6 个月	注射第三针乙肝疫苗、流感疫苗
满 7 个月	注射 A 群流脑疫苗，3 个月后加强 1 针
满 8 个月	注射麻疹疫苗，乙脑疫苗

（续表）

年龄	免疫类型
满 9 个月	注射腮腺炎疫苗
满 10 个月	注射风疹疫苗
满 1 周岁	满 1 岁以上的孩子可注射水痘疫苗
满 1 岁半	注射甲肝疫苗，注射 A 群流脑疫苗第二针，加强注射乙脑疫苗。气温 35℃ 以下加强注射百白破疫苗
满 2 周岁	注射乙脑疫苗第二针，注射第四针百白破疫苗
满 3 周岁	注射 A+C 流脑疫苗
满 6 周岁	注射第二针 A+C 流脑疫苗

四、计划外免疫

年龄	免疫类型
满 2 个月	注射肺炎疫苗（安儿宝）
满 3 个月	注射七价肺炎疫苗
满 6 个月以上	鸡蛋不过敏者，每年 9 月注射流感疫苗
满 1 周岁	注射水痘疫苗

新生儿接种的第一种疫苗是卡介苗，接种之后可以预防结核病。新生儿一般在出生后 24 小时内进行接种卡介苗，它是每一个健康的新生儿必须接种的疫苗。通常是在新生儿的左上臂外侧，三角肌附近接种。接种后 2~3 天后，在接种部位有小红点样的针眼出现，几天后很快消退，似正常皮肤。在此期间要保持局部清洁，不要经常用手去触摸，以避免其他细菌感染。等到新生儿快满月的时候，才会在注射的局部出现红肿，并形成肿块，慢慢地在肿块的中央逐渐变软，形成小脓疱，当小脓疱自行破溃后，就会出现溃疡，并结痂，甚至还会流脓，这样

反复多次，过2~3个月后，最后痂皮脱落，形成一颗永久性的略凹陷的圆形瘢痕。这就是接种卡介苗的过程。

五、接种乙肝免疫球蛋白的时间安排

乙肝免疫球蛋白是从健康的献血人那里筛选出来的，一般情况下，血浆含有滴度较高的乙肝表面抗体，在经过浓缩工艺后，最后制成高效价的乙肝免疫球蛋白。因为它的价格比较昂贵，所以只有在特殊的情况下才考虑使用。

阻断母婴、父婴传播：新生儿的母亲或者父亲是 HBsAg 和 HBaAg 双阳性，则他在出生后12小时之内，越早越好，肌内注射1支乙肝免疫球蛋白，隔1个月之后再注射1支（注射时间为刚出生、1个月及3个月注射1次），然后再打入乙肝疫苗，这样可以对新生儿的保护达到70%~90%。

六、不宜预防接种的情况

（1）早产儿、低体重儿及严重窒息的新生儿。
（2）具有明显临床症状的分娩创伤者。
（3）具有皮肤化脓、全身湿疹等影响全身的疾病者。
（4）体温超过37.5℃或体温不升者。

七、预防接种后的注意事项

（1）如果发热，那么发热处理和一般发热处理一样，要注意多喂水。
（2）如果是局部注射的话，手揉的时候不要太用力，不流血就可以了。很多家长认为用力揉会减少疼痛和肿痛现象，其实如果真的这样做了，反而红肿更加明显。
（3）如果宝宝这时候出现拒绝吃饭、老是睡觉和精神状况不是很好，就要去找小儿科医生诊治了。

第五节 婴儿抚触

一、新生儿哭闹的原因

（1）饿了。新生儿很容易饿，他们每隔几个小时就要喝奶，如果他饿了，就会大哭来催你。所以最好的选择就是掌握好宝宝的用餐时间，别让他们饿的时间太久。

（2）要打嗝。宝宝在喝奶的时候，如果吸进了空气，就会觉得不舒服，就要哭闹。所以喂奶时，注意给宝宝休息时间，同时拍打他的后背，让他舒舒服服地吃饱。

（3）不舒服。如果没有及时更换宝宝的尿布，让小屁股待在湿润的脏环境里，宝宝也会号啕大哭。所以要及时地检查宝宝的尿布是不是干净的，给他们一个舒服干燥的环境。

（4）缺乏安全感。让婴儿四肢自由玩耍是必要的，但有时他会因此缺乏安全感，甚至哭起来。因此，用毛毯等较轻的被子把宝宝包起来，他也会很快乐。

（5）着凉或太热。过冷或过热都会让婴儿不舒服，啼哭就是他不适应温度的信号。细心的妈妈要随时想到宝宝的感受，及时增减衣物或调节室内温度。

（6）太累了。婴儿也有累的时候，比如长时间不睡，就会烦躁得哭出来。新生儿每天要睡 16 个小时，甚至更多，所以每天让宝宝睡足觉，他才有足够的精力认识这个世界。

（7）想吮吸。吮吸对宝宝来说，是一件十分惬意和舒服的事情，也是让他们不哭的一个好办法。即使他们不饿，也可以让他们嘴里叼一个奶嘴，他们会很配合。

（8）胃部不舒服。处于哺乳期的母亲，如果吃了辛辣、含咖啡因或易胀气的食物，宝宝也会受影响的，并且会因此哭泣。此时，母亲要及时调整饮食，再观察宝宝的反应。

二、哭闹的安抚

（1）喂奶。在孩子没有满月的时候，婴儿啼哭的主要原因是饥饿，所以喂奶是最主要的安抚方法，也就是说要不分白天黑夜地给婴儿喂奶。在喂奶的时候要注意，如果你的婴儿是人工喂养，婴儿吃奶时显得狼吞虎咽般，那么就要在两次喂奶之间，用消毒奶瓶喂他一点凉开水，这很可能是他口渴的原因。

（2）搂抱。搂抱是婴儿需要的身体接触，它代表着爱和关注。经常搂抱新生儿可以使他平静下来，停止哭泣。当你直着抱起他，让他依靠在你的肩膀上，或者是手臂的时候，他会变得非常安静。他可能是因为肠中有气所以哭了起来，也有可能是因为被亲戚朋友抱来抱去而哭，因此，此刻的他需要熟悉的爸爸或妈妈安静地抱一会儿。

（3）把婴儿包好。用一条围巾或者毯子把婴儿紧紧地包裹好，然后折好两头放在他的身体下面，形成一个整齐的包，使他感到安全、稳固、舒服。在抱他的时候依然要包着，直到他变得快活的时候再解开。如果因为你对他做了什么事他才哭，比如，也许他特别不喜欢洗澡或穿衣服，这时，把他抱起来也是使他放心安静下来的最好的方法。

（4）有节奏地拍婴儿。按摩与轻拍腹部或背部常常能使他安静下来，并且能够帮助他排气，当你给他换尿布的时候，你要用手不停地抚摸他。

（5）给婴儿一些东西吮吸。吮吸能够安慰所有的婴儿，把你干净的小指头放进宝宝的口中，宝宝就会很快地平静下来，甚至可以让他入眠。如果你给他的是一个橡皮奶头，那么就找一个形状类似乳头的，切记，每一次使用完之后都要进行消毒。

（6）分散婴儿注意力。可以找到一个东西分散婴儿的注意力，使他忘记自己到底为什么哭，尤其是在短时间内可以起到一定的作用。脸庞与镜子是分散婴儿注意力的极好的东西；色彩鲜明的图案也可以让他着迷；绕着屋子走，看相片或看镜中的他自己，也能使哭闹的婴儿安静下来。他常常会目不转睛地凝视墙纸、明信片或你的衣服。

三、抚触新生儿的方法

对新生儿抚触可以促进母子交流，有利于新生儿身体健康和发育，减少新生儿吵闹，增加睡眠，同时增加新生儿体重。

因为新生儿的注意力不能长时间地集中，所以在做抚摸动作的时候，重复的不要太多。抚摸的时间要选在新生儿不烦躁或者不太饥饿的时候，最佳时间是在给婴儿穿衣服的过程中或在婴儿沐浴完。抚触前有所准备也很重要，可以播放一些比较柔软的音乐，这样使婴儿感受到舒适。新妈妈在抚摸的时候，先用温暖的双手，倒一些婴儿润肤油在手掌心，然后轻轻地在婴儿肌肤上滑动，再轻轻地慢慢地抚摸并增加压力，这样婴儿慢慢地就会适应了。

一般抚摸的时候有固定的手法和步骤，并且力度应不断地调整。对于新生儿，每次抚摸的时间在 10 分钟以内为好，对于大一点的婴儿，可以延长到 20 分钟左右，做够 2~8 拍或 4~8 拍。

按摩步骤如下。

头部。用双手拇指从下颏中央向外侧及上方滑动；用双手拇指从前额中央向两侧滑动；两手掌面先从前额发际向上、向后滑动，到了后、下发际，停止在两耳后乳突处，轻轻按压。

胸部。两手分别从胸部的外下侧向对侧的外上侧滑动。

腹部。两手从右手指腹自右上腹滑向右下腹；腹部右下侧经中上腹滑向左上侧；右手指腹自右下腹经右上腹、左上腹滑向左下腹。右手指腹自右上腹经左上腹滑向左下腹。

四肢。双手抓住上肢的近端，一边挤一边滑向远端，同时搓揉大肌肉群和关节。下肢和上肢一样。

手足。两拇指指腹从手掌面跟侧慢慢推向指侧，并且提捏各个关节。

背部。婴儿呈俯卧位，两手掌分别从背部的中央向两侧滑动。

第三章 新生儿疾病与意外伤害的预防和护理

第一节 新生儿常见疾病的护理

一、发热

小儿正常体温：肛表：36.2~38℃，口表：36~37.4℃。小儿高热（指39℃以上）要考虑是否是：上呼吸道感染、肠道感染（痢疾）、脑膜炎、脊髓灰白质炎、乙型脑炎、疟疾、败血症等。

小儿低热（指38℃上下）要考虑是否是：结核病、慢性感染（如扁桃体炎、副鼻窦炎、中耳炎等），慢性肾盂肾炎及功能性低热（如夏季热）。发现以上情况，应立即送医院诊治。

二、腹痛

腹内原因要考虑是否是：肠蛔虫、胆道蛔虫、肠炎、痢疾、急性阑尾炎、肠套叠等。腹外原因要考虑是否是：肺炎、心肌炎、麻疹、风湿病、肾脏疾患。

三、流行性感冒

症状：高热、鼻塞、头痛、咳嗽。体征：咽部充血水肿、结膜充血。治疗：可按医生要求服用一些感冒药，严重时送医院治疗。

四、小儿腹泻

轻症：一天腹泻 10 次以下，大便黄、绿色，偶有呕吐。体征：皮肤弹性尚好、精神较好。治疗：口服补液，温开水加适量食盐和碳酸氢钠多次口服，一天腹泻多少，喝进多少，并服用相应止泻药。重症：一天腹泻 20 次以上，大便呈水状、呕吐每天 10 次以上。体征：皮肤弹性差、精神差、唇周灰暗、呼吸深快。由于小儿病情发展快，因此不论是轻症还是重症，最好送医院确诊治疗，以免延误病情。

五、维生素 D 缺乏性的佝偻病

症状：时常啼哭、出汗、易惊醒、头发呈落发圈。体征：方头、囟门迟闭（正常 1.5 岁），出齿迟（6 个月下应 2 颗），肋骨串珠，O 形、X 形腿。预防：自 1 个月起补维生素 D，每天 400 国际单位，早产儿、低出生体重儿自 2 周起即可补充，在最初 3 个月每月给 800 国际单位。

治疗：

①维生素 D 40 万~60 万单位一次肌注，两月后重复一次。

②浓维生素 A、D 制剂：每日口服 10~40 滴。

③葡萄糖酸钙每日口服 1~3 克。

④多在太阳下活动，也就是常说的多进行"日光浴"。但应避免烈日晒伤。

六、缺铁性贫血

症状：皮肤黏膜、甲床苍白，疲乏无力，不爱活动。

化验：血常规显示血红蛋白、红细胞数减少。

治疗：去除病因，补充铁剂。

七、肺炎

症状：发热、咳嗽气促，但新生儿肺炎往往没有典型的症状，仅表现为不吃，啼哭，呼吸加快，嘴唇发绀，口溢白沫。

体征：双肺呼吸音粗糙，部分可闻及湿啰音。

治疗：应尽早送医院确诊治疗。

八、肠道蛔虫病

症状：反复及周痛、夜眠不安，或无症状。农村 3～10 岁小孩一般都患有此病。经化验确诊后，按医生要求服用相应驱蛔虫药。

九、新生儿生理性黄疸的观察

（一）原因

60% 的足月新生儿出生后 2～3 天会出现生理性黄疸。新生儿生理性黄疸产生的原因主要有两方面：一是新生儿胆红素代谢的特点所决定，胎儿出生后由于血氧分压突然升高，红细胞破坏很快，产生较多胆红素，而新生儿肝酶活力低，无法清除过多的胆红素，因而发生黄疸；二是新生儿黄疸多发生于母乳喂养的宝宝。

（二）表现

观察黄疸一定要在自然光线下进行，如果屋子里光线暗或在灯光下则看不清。新生儿皮肤呈浅黄色，巩膜（白眼珠）以蓝为主微带黄色，尿稍黄不染尿布，小儿并没有什么不适。一般生后 2～4 天黄疸最明显，1 周左右就消退了。早产儿、低体重（体重<2500 克）大约 80% 可见生理性黄疸，且黄疸出现较早（生后 24 小时内），黄疸的程度比足月儿重，而且黄疸消退的时间也比较晚，一般长于 3 周。

（三）护理

（1）每天仔细观察并指导产妇观察新生儿巩膜、皮肤、黏膜、手脚心颜色变化及新生儿精神状况，并做好记录。

（2）如果发现新生儿巩膜、皮肤或黏膜发生黄染，而睡眠及精神状态良好，吃奶正常，大小便正常，则可建议产妇适量增加自己的液体摄入，以使新生儿得到足量的水分而改善代谢。产妇饮水量充足，新生儿仍轻微黄染，仍应鼓励产妇继续母乳喂养。

若新生儿黄疸逐日加重，除巩膜、皮肤及黏膜外手脚心亦出现黄染，但精神良好，吃奶及大小便无明显异常，则建议停止母乳喂养 2~3 天，待黄疸减轻后再继续以母乳（期间以奶粉代替）喂养，或者向保健医生咨询。

（3）若宝宝黄疸持续超过 4 周，或新生儿巩膜、皮肤、黏膜及手脚心均黄染且迅速加重，伴有烦躁、哭闹、精神萎靡、拒乳或大便发白等异常，应建议家长立即带新生儿就医。

（4）建议做好观察日记，一方面帮助判断，另一方面有利于积累护理经验。

十、睡姿

新生儿从早到晚几乎都在躺着，因此，采取什么样的睡姿对新生儿的健康有利，是个不容忽视的问题。

新生儿的睡姿主要由照顾人决定，一般中国人的习惯认为要让孩子及早把头躺平，因此多采取仰卧位，而且还用枕头、棉被、靠垫等物固定他们的睡姿，这是不科学的。而欧美人的习惯是让孩子俯卧，认为这样不影响孩子大脑的生长发育，这是有一定科学道理的，但另一方面，由于护养的疏忽问题，新生儿窒息死亡的比率也居高不下。

睡姿直接影响到新生儿的生长发育和身体健康，不应固定睡姿不变，应该经常变换体位，更换睡眠姿势。

十一、生理性贫血

生理性贫血是孩子在生长发育过程中的一种自然现象，主要是因为胎儿期相对缺氧，红细胞生成增多。出生后进入正常氧环境，机体生成红细胞减少而造成的，主要表现在婴儿出生后1~8周以内，血红蛋白可逐渐下降到低于正常值，直至8周后停止。婴儿生理性贫血在保证正常营养的情况下，一般不需治疗。等到婴儿满百天后，体内红细胞生成素的生成增加，骨髓造血功能逐渐恢复，红细胞数和血色素又缓慢增加，至6个月时恢复到正常值范围内。

（一）症状

初生的婴儿血红蛋白可高达150~230克/升，红细胞计数可达（5~7）×10^{12}/升。足月儿血红蛋白生理性下降极少低于100克/升；未成熟儿由于代谢及呼吸功能较低，体重增长快，所以生理性贫血出现时间早，贫血表现更为严重，生后3~6周内可下降至70~90克/升。

（二）母亲呵护

（1）坚持母乳喂养，母乳中的铁比牛乳中的铁质生物效应高，易被吸收，只要没有特别的情况要坚持给孩子母乳喂养。

（2）胎儿从母亲那里接受铁，多在母亲妊娠期进行，故早产儿从母体中接受的铁很少，过6周就差不多用完了。早产儿，尤其是吃牛奶的早产儿，双胞胎或者是怀孕期间妈妈患有缺铁性贫血的足月儿，从2个月起就要补充铁剂。

十二、婴儿肠绞痛

在不会说话之前，哭是孩子自我表达的一种重要方式，哭声不同表达的含义也不同，经验欠缺的父母要弄懂孩子究竟为什么哭，并不是容易的事情。哭的原因除了常见的饿了、湿了，有时候还是孩子生病的一种表现，比如肠绞痛。婴儿肠绞痛并不是一种病，它只是一种症状，随着孩子的长大，神经生理逐渐发育健全，大约在 3 个月左右，这样的情况会慢慢减少，有大约 30%的婴儿要延续到 4、5 个月大时，这种情况才消失。

（一）症状

一般接近满月的婴儿比较容易发生肠绞痛，典型的大约在 3 周大的时候开始，高发期在 6 周。它通常的症状是：原本活泼的孩子忽然变得喜欢尖声哭叫，每次发作都在差不多的时间，尤其是傍晚，甚至是黑夜；一般一个星期有 3 次以上的啼哭，每次哭的时间持续在两三个小时，连续 3 个星期都会出现这样的情形，哭的时候无论怎样安抚都没有作用。有的宝宝还会出现腹部鼓胀，脸色红胀的症状，大多宝宝是因为哭的时候，吞下了气体到肚子里面引起腹胀，而不是由于腹胀不舒服才哭闹；这样的哭闹一般不伴随有发烧、呕吐腹泻的症状，哭过一段时间后又会若无其事。

（二）母亲呵护

（1）孩子哭闹的时候，尤其是有腹绞痛的症状时，家长可以坐着，让婴儿趴在家长的手上或者腿上，轻轻压迫婴儿的腹部和背部；也可以做按摩，用湿毛巾或者温水袋敷在婴儿的腹部，这些对减轻疼痛有一些帮助。

（2）如果家长无法判断孩子腹痛究竟是由什么原因引起，是否是单纯的婴儿腹绞痛，最好的方法是带孩子上医院，请医生做全面的检查。

十三、湿疹

湿疹也叫奶癣，是最常婴儿过敏性疾病，通常在孩子 2 个月左右开始出现，一般吃牛奶的孩子身上比较多见，绝大多数孩子的湿疹多起始于出生后 6 个月内。一般认为过敏体质是发病的主要原因，外界因素，如饮食、花粉等都有可能引发湿疹，甚至有些孩子衣服穿得过多也会出现，湿疹一般在春冬季比较多见。

（一）症状

湿疹多发在婴儿的头、面颊、外耳部，皮肤表面出现红斑、米粒样丘疹、疱疹、糜烂、渗液和结痂，炎症反应明显，局部皮肤有灼热感和痒感。可遍及整个颜面部和颈部，严重的手、足和胸腹部可见到。有些孩子可能反复发作从而转为慢性，病程会延续几个月甚至几年。

（二）母亲呵护

（1）母乳喂养的孩子出现湿疹，首先要从妈妈开始，妈妈不要吃过于辛辣的食物，不要喝酒，不要吃易引起过敏的食物，例如蛋、虾等尽量少吃或者不吃。

（2）哺乳要定时定量，切勿过饱。

（3）孩子患了湿疹后，应尽量避免小儿用手搔抓，将孩子的指甲剪短。

（4）勤洗澡，不要用香皂或其他刺激性物品，用温水洗净；勤换内衣和尿布，预防细菌的感染。

（5）冬天室内开空调，温度不要调得太高，不要过度追求暖和或给孩子穿很多衣服。

十四、婴儿大便干结

一转眼孩子已经要满两个月了，将近两个月的孩子最容易出现的问题是便秘，尤其是牛奶喂养的孩子更容易出现，母乳喂养的孩子则比较少。婴儿便秘与他们的消化道肌肉发育不健全，对蛋白质消化不完全有关。

（一）症状

2~5 天排大便一次，每次排便非常费力，孩子往往一边排便一边哭闹，排便结束之后才会停止哭闹，排出的大便通常很坚硬，有时还有肛裂的现象。

（二）母亲呵护

（1）在牛奶中添加5%~10%米汤。

（2）在两次喂奶之间，适量地喂些果汁、菜水、蜂蜜等；每次喂奶后，轻轻按摩孩子的腹部。

（3）不要随便给孩子吃泻药，确需服用药物，可以在医生的嘱咐下口服石蜡油。

（4）给孩子做婴儿操，帮助增加宝宝的腹肌收缩力。

第二节　新生儿常见意外的预防和护理

在儿童保健领域内，防止意外伤害已成为越来越重要的课题。这是因为意外伤害近年来已悄悄地上升为儿童死亡原因的第一位。大一点的孩子发生意外常常是因为交通事故、烧伤、溺水、中毒、窒息、坠落等原因，而新生儿即便在家人的精心呵护下也常常发生意外。

新生儿常见的意外伤害包括窒息、烫伤、中暑、煤气中毒、溺水、小动物咬伤、衣被上线头缠绕指端造成组织坏死等。

新生儿窒息多发生在母子同床、同被时，孩子太小，无力挪动自己的身体和面部，当厚厚的被子、母亲沉重的身体，甚至母亲躺着喂奶时睡着了，乳房堵住了孩子口鼻部时，都会把孩子憋死。另一种窒息是孩子仰卧时吐奶，呛入气管造成的。为避免以上意外的发生，应该让新生儿睡在母亲身边的小床上；夜间喂奶要采用坐位，喂奶后拍背，等孩子打嗝，排出吞入的空气后再让他躺下，以免呛奶。

新生儿烫伤容易发生在两种情况下。①用暖水袋保温时水过热或放得离孩子太近。②洗澡水太热或先倒热水，不经意把孩子掉入热水中。这两种情况一旦发生，新生儿稚嫩的皮肤受到的伤害是十分严重的，造成的不仅仅是痛苦，严重的会导致死亡。正确的做法是暖水袋水温应在 60~70℃，暖水袋应隔着被子放在距新生儿 10 厘米远处。新生儿洗澡时，水温在 37~42℃；先放冷水，后放热水。不论孩子大小，洗澡都要先放冷水，这一点是千万不可忽略的。洗澡还容易发生的意外是溺水，往往是孩子还在洗澡盆里，家长就起身去接电话或开门，等回过身来孩子已出事了。因此，只要你在给孩子洗澡，就不可以分心去做其他任何事情！

中暑和煤气中毒都和如何给新生儿创造一个舒适的环境有关。新生儿居室温度在 22~24℃ 为最佳，湿度最好保持在50%~60%，每日要保证通风、换气。夏天，妈妈为"坐月子"紧闭门窗，而不敢使用风扇、空调，是造成婴儿中暑的重要原因；冬天，取暖用炉子时不用风斗，不注意烟筒的通畅，甚至不用烟筒都是造成煤气中毒的原因。

对小动物咬伤的防范是不让小动物有接触新生儿的机会。要知道小动物的嫉妒心会导致新生儿受伤害，家中有新生儿时要把小动物托他人代养。

衣被、手套或袜子上的线头缠绕孩子手指、脚趾，可造成血流受阻、肢端发乌，甚至组织坏死，造成肢残等等。因此，要不断地检查孩子的手脚。不要轻易地包裹孩子的手脚是最好的方法。

（1）防止窒息。乳母在喂奶的时候，要把孩子抱起来，不要躺着喂奶。尤其是在夜间，母亲睡得很熟，不自觉翻身可能压迫睡在身边正在吃奶的婴儿，婴儿不能自卫反抗，可能因此而窒息甚至死亡。乳母最好不要和婴儿睡在一个被窝里，防止压迫婴儿使其窒息。在喂养上，每次喂完奶后，应把婴儿竖着抱起，轻轻拍后背，待婴儿打个嗝排出吃奶时吞进的空气后再轻轻放下，以减少吐奶的情况发生。让婴儿侧卧睡觉，可防止吐出的奶吸入气管而造成窒息。为避免孩子着凉，有些家长把孩子包得严严实实，但千万注意给婴儿口鼻留出空间来。

（2）防止烫伤。冬季室温过低时，家长为了给孩子保暖，常使用热水瓶或热水袋。使用这类物品时，一定先要检查瓶口和热水袋上有无漏液，能否塞紧，不能塞紧的瓶子和热水袋绝对不能用，因为漏出的热水常可造成新生儿皮肤烫伤，即使没有漏液，也要把它们放在包被的外面，切忌直接接触婴儿的皮肤。给婴儿洗澡时，大人首先要试一试水温，在39℃左右最好，如在夏天36℃的水即可以洗澡。对人工喂养的孩子，奶的温度一定要适当，以有温热感为宜。

（3）防止外伤。为了防止婴儿把面部皮肤抓伤，可给孩子戴上手套，但要注意松紧程度合适，过紧可能会影响手指的血液循环，造成局部组织坏死，落下终生残疾。家中最好不要养猫、狗之类的小动物，它们有时会抓伤或咬伤婴儿，或是把某些疾病传染给婴儿。

第四章 产妇日常生活护理

第一节 产妇饮食护理

一、产妇适宜的食物

(一) 炖汤类

炖汤类营养丰富，易消化吸收，促进食欲及乳汁的分泌，帮助产妇恢复身体。鸡汤、排骨汤、牛肉汤、猪蹄汤、肘子汤轮换着吃，其中猪蹄炖黄豆汤是传统的下奶食物。

(二) 鸡蛋

鸡蛋中蛋白质、氨基酸、矿物质含量高，消化吸收率高。有煮鸡蛋、蛋花汤、蒸蛋羹，或打在面汤里等。一天两三个鸡蛋。

(三) 小米粥

小米粥富含维生素B、膳食纤维和铁。可单煮小米或与大米合煮，有很好的补养效果。但不要完全依赖小米粥，因小米所含的营养毕竟不是很全面。

(四) 红糖、红枣、红小豆等红色食品

红糖、红枣、红小豆等红色食品富含铁、钙等，对血色素的提高有利，帮助产妇补血、去寒。但要注意红糖是粗制糖，杂质较多，应将其煮沸再食用。

（五）鱼

鱼营养丰富，通脉催乳，味道鲜美。其中鲫鱼和鲤鱼是首选，可清蒸、红烧或炖汤，汤肉一起吃。

（六）芝麻

芝麻富含蛋白质、铁、钙、磷等营养成分，滋补身体，非常适合产妇的营养要求。

（七）蔬菜水果

蔬菜水果含有丰富的维生素 C 和各种矿物质，有助于消化和排泄，增进食欲。各类水果都可以吃，但由于此时产妇的消化系统功能尚未完全恢复，不要吃得过多。冬天如果水果太冷，可以先在暖气上放一会儿或用热水烫一下再吃（香蕉、橘子、山楂、红枣、桂圆）。

（八）富含铁的食物

产妇分娩后气血亏损，体质虚弱，面色苍白，有的可出现贫血和轻度贫血。除了吃些鸡肉、猪肉、牛肉、鸡蛋外，在 1~3 个月内要常吃多吃富含铁的食物，如猪血、猪肝、黑木耳、大枣等。

二、产妇不宜的食物

以下食物产妇不宜吃。

（1）生冷食物。

（2）辛辣食物。

（3）刺激性食品：如浓茶、咖啡、酒，会影响睡眠及肠胃功能，也对婴儿不利。

（4）酸涩收敛食品：如乌梅、南瓜等，以免阻滞血行，不利恶露的排出。

（5）冰冷食品：如雪糕、冰淇淋、冰凉饮料等。

（6）过咸食品：过多的盐分会导致浮肿。

（7）麦乳精：以麦芽为原料，而麦芽有回奶作用，会影响乳汁的分泌。

三、注意事项

产后饮食要注意：

（1）忌喝高脂肪的浓汤。

（2）忌味精。味精可导致婴儿锌的缺乏，造成智力减退、生长发育迟缓等。

（3）忌多吃红糖。红糖性温，加速出汗，使身体更加虚弱，食用时间 10 天为宜。

（4）汤汁汤料一起吃。营养其实在汤料里，煲汤不用一大锅，煲的时间也不要太长。

（5）在分娩之后的 3~4 天，产妇不要急于进食炖汤类，因为炖汤类会促进乳汁分泌，而此时产妇的初乳尚不十分畅通，过早喝汤只会使乳房胀痛。以后随着身体和消化能力的慢慢恢复，产妇渐渐进入正常饮食。待泌乳通畅后，才可多喝汤。

第二节　产褥期卫生护理

月嫂对产妇日常生活的护理主要包括调节产妇室内环境、指导产妇进行口腔、头发等清洁卫生，这是产妇早日恢复正常、健康身体的保障。

一、室内环境

（一）温度要适宜

室内温度一般冬季为 18~22℃，夏季为 25~28℃为宜。冬天注意保温预防感冒；夏天不要捂得太严，因为产妇体内的热量散发不出，会导致中暑。可以使用空调和加湿器调节房间的温度和湿度，保持舒适。

（二）空气要新鲜

有不少人认为产妇不能见风，见风会得"产后风"（产褥热）。因而将产妇房间的门窗紧闭，床头挂帘；产妇则裹头扎腿，严防风袭。其实，产褥热是藏在产妇生殖器官里的致病菌作怪，多是由于消毒不严格的产前检查，或产妇不注意产褥期卫生等引起的。

如果室内空气混浊，卫生环境差，很容易使产妇、婴儿患上呼吸道感染，甚至产妇中暑。所以，产妇的房间不论冬夏窗户都可以常开，每天 2 次，每次 15～20 分钟，以使室内空气新鲜，但一定注意避免风直接吹向产妇。

二、口腔清洁措施

产妇在月子里食用大量的糖类、高蛋白类食物，如果不刷牙，容易坏齿，引起口臭或口腔溃疡。所以，产妇应早晚各一次及时刷牙漱口，保护口腔及牙齿。但产妇跟正常人刷牙方法是有很大不同的。产妇刷牙的方法主要有以下几种：

（1）将牙刷用开水烫软后刷牙，注意少刷几下即可。

（2）将右手食指洗净，或用干净纱布裹住食指，将牙膏挤在上面；像用牙刷一样擦磨牙齿和牙龈。

（3）将牙刷用干净纱布包住，挤上牙膏刷牙。

（4）可采用盐水、药液（如用陈皮、细辛少许，用开水浸泡后，去渣留用）漱口的办法清洁口腔。每次进食后都漱口。

三、头发清洁措施

产妇产褥期洗头必须注意以下几点：

（1）洗头次数不能太频繁，夏天一天或两天一次即可。

（2）洗头的水温、室温要适宜。

（3）建议产妇用生姜煮过的水洗头。

（4）不能用吹风机吹干头发，可多用几条干毛巾把头发擦干。

（5）产妇睡觉一定要等头发干透了再睡。

四、产妇洗浴护理

（一）淋浴

夏天，可帮助产妇准备好换洗衣物，调好水温（40℃），然后在产妇身边帮助产妇快速冲洗身体，时间不超过10分钟。

（二）擦浴

如果天气较冷，则每隔2~3天帮产妇擦浴（擦身）就可以了。擦浴步骤如下表所示。

擦浴步骤

序号	步骤	操作说明
1	准备工作	（1）先调好室温（26℃）、水温（45℃），关好门窗。 （2）准备洗浴用品：洗脸毛巾1条、擦澡毛巾1条、脸盆1个，热水瓶2~3个，会阴洗具1套等。 （3）准备换洗衣物：内衣1套、床单1件、被套1件等
2	擦浴	按眼、鼻、耳、颈部、胸部、乳房、腹部、手臂、腋下、背部、臀部、腿部、脚部和会阴部的顺序，由月嫂分别用不同的毛巾对产妇的相应身体部位进行擦浴
3	结束工作	（1）产妇身体各部位擦洗结束后，帮其换好干净内衣裤，并更换床单。 （2）整理换洗衣物及清洗用品等

擦洗时应注意：

（1）每次只暴露正擦洗的部位，待一个部位擦洗结束后，立即用被子盖好，再擦洗下一个部位，以保证产妇不能受凉。

（2）动作要轻柔。

（3）清洗产妇手脚时，可直接将其放在水里清洗。

（4）清洗会阴部时，根据产妇身体状况也可让她自己冲洗。

五、产妇衣着被褥

产妇的衣着、被褥等厚薄要适当，切勿过厚或过薄。

（1）衣服要穿全棉的，吸汗性、透气性要好，颜色要浅。款式要方便喂奶，不要有拉链、扣子、亮片等硬件的装饰品，以防划伤婴儿。

（2）内衣需是全棉的，且每天都要换洗。

（3）脚要穿袜子和软底的鞋。

（4）床不要过软。过软容易造成产妇腰痛，如果放婴儿在床上，床太软容易导致窒息，且不利于骨骼的发育。

（5）床上的物品要整齐干净，经常换洗。每个星期换一次，保持卫生。

第五章　产后疾病预防与护理

第一节　子宫恢复与恶露观察

一、子宫

分娩后 1 小时子宫底与脐平，以后每天下降 1 横指，10~14 天降入骨盆，腹部摸不着。产后 6 小时内注意观察子宫收缩情况及出血量。

二、恶露

产妇分娩后随子宫蜕膜特别是胎盘附着物处蜕膜的脱落，含有血液、坏死蜕膜等组织经阴道排出称为恶露。一般情况下，产后 3 周以内恶露即可排净，如果超过 3 周仍然淋漓不绝，即为"恶露不尽"。

恶露的类别

序号	类别	说明
1	血性恶露	产后第一周，恶露的量较多，颜色鲜红含有大量的血液、小血块和坏死的蜕膜组织，称为红色恶露
2	褐色或浆液性恶露	1 周以后至半个月内，恶露中的血液量减少，较多的是坏死的蜕膜、宫颈黏液、阴道分泌物及细菌，使得恶露变为浅红色的浆液，此时的恶露称为浆性恶露

（续表）

序号	类别	说明
3	白色恶露	半个月以后至3周以内，恶露中不再含有血液了，但含大量白细胞、退化蜕膜、表皮细胞和细菌，使恶露变得黏稠，色泽较白，所以称为白色恶露。白色恶露可持续两三周

恶露持续的时间因人而异，平均约为21天，短者可为14天，长者可达6周。血性恶露持续时间过长，说明子宫复原不好。恶露是子宫恢复的晴雨表。如有臭味说明可能有产褥感染，如果出现异常应及时就医。

三、宫缩痛

产后腹部会发生像抽筋般的疼痛（尤其是喂哺婴儿母乳的时候），这是子宫在收缩，为了使子宫能正常下降到骨盆内所引起的。这种疼痛4~7天后会自然消失。

第二节　会阴部护理

不论是自然撕裂，还是医生切开的伤口，一般都可在4~7天愈合，每天要做的护理工作是：

（1）产后几小时内，要注意观察会阴切口是否有渗血、血肿、水肿，水肿严重时可用硫酸镁热敷。

（2）大小便后为产妇准备清洗用水、干净毛巾等，出院后每晚用1：5000的高锰酸钾水坐浴，清洁会阴部。

（3）指导产妇每次大便后切忌由后向前擦。应该由前向后，还要用消毒棉蘸新洁尔灭消毒水擦拭冲洗会阴。

（4）产妇发生便秘时，叮嘱其不可用力，否则扩张会阴部，会撕裂伤口，可用开塞露等，主要措施是多吃水果和蔬菜及粗纤维食品。

（5）嘱咐产妇避免做下蹲动作或用力动作（尤其是拆线后头2~3天）。

（6）提醒产妇注意勤换卫生巾护垫，避免湿透而浸湿伤口。产后要用消毒过的卫生巾或卫生用品，卫生用具及内衣内裤要勤洗勤换，洗后应在阳光下暴晒以达到消毒的目的。

（7）建议会阴左（右）侧切的产妇采取右（左）侧卧位，在伤口愈合后，便可采取左右轮换卧位。

第三节　乳房护理

分娩后2~3天开始泌乳，7天内为初乳，较稀薄，水样透明，略有黏性，量少，富含婴儿必需的无可替代的抗体，7天后为过渡乳。能充分满足婴儿的必需量，大部分人需要2周左右的时间，所以，要坚持母乳喂养。

一、哺乳时间及方法

正常产妇产后半小时即可开始哺乳，这样可刺激乳房，使乳汁早期分泌。出生第一天，母子同房，每半小时吸吮乳头。在哺乳前，产妇应先洗手，然后将乳头和乳晕清洗干净，让婴儿口含乳头和乳晕。如乳头污垢不易洗净者，不应强擦，以免擦破皮肤引起感染，护理步骤如下。

（1）将门窗关好，洗净手，然后在脸盆内注入热水（温度在41~43℃），放入毛巾。

（2）让产妇坐好，解开上衣，露出一侧胸部，将小毛巾浸温水。

（3）由里往外，从乳头、乳晕到整个乳房做环形擦拭，注意动作要轻柔。两边乳房都做过后，再以此法用清水擦净，并用大毛巾拭干乳房。

二、防止乳头皲裂的护理

每次哺乳后，挤一滴奶汁涂在乳头表面，并晾干。或两餐喂奶间，可以擦拭绵羊油或维他命 A 及 E 油，大多数润滑油会在下一餐喂食前吸收，但在喂奶前还是先用温水洗掉，但不需过度，以免伤及皮肤，可运用乳房垫放在胸罩内，预防乳汁渗漏，以保持乳头的干燥。

若已发生乳头皲裂，可局部涂 10%复方安息香酸酊等，哺乳前将药物洗去。

三、防止乳汁淤积

乳房胀疼或出现硬结是由于乳汁分泌旺盛不能及时排空，应局部热敷并用吸奶器将乳汁吸出，直至硬结消散为止。哺乳时两侧轮流喂，或吸空。奶胀时的乳房护理如下。

（一）热敷乳房

准备一盆干净热水，水温 50~60℃，可依气温酌情增减。露出胸部，大毛巾从乳下 2~3 寸（1 寸≈3.33 厘米）盖好。将温热毛巾覆盖两乳房，保持水温。最好两条毛巾交替使用，每 1~2 分钟更换一次热毛巾，如此敷 8~10 分钟即可。注意皮肤的反应，避免烫伤。

（二）将奶挤出

利用吸奶器，可先包住整个乳头、乳晕部分，然后另一手将其固定，把奶吸出。

（三）按摩乳房

按摩乳房的方法有以下几种。

（1）螺形按摩。从乳房基底部开始，向乳头方向以螺旋形状按摩整个乳房。

（2）环状按摩。利用双手托住整个乳房的上下及左右，由基底部向乳头以来回方向按摩。

（3）按压按摩。双手拇指置于乳房之上，四指在乳房两侧，然后由基底部向乳头方向挤压，四侧都以这种方法来做。

四、乳头凹陷的护理

乳头凹陷发生率 1%~2%，多为先天性畸形，是乳头及乳晕内的平滑肌发育不良。也有后天原因如感染（乳腺炎）、外伤、肿瘤、手术造成（巨乳缩小整形术后）。可利用乳房护理时，一手托住乳房，另一手用大拇指及食指牵引出来。

五、乳头有乳痂的护理

出现乳痂时先用清洁的植物油涂在乳头上，使乳头的痂垢变软，待 15~20 分钟后再用湿毛巾将乳房擦净。

六、乳汁滴漏时的处理

将产妇专用的前开襟式的胸罩打开，然后放进乳垫后再扣起来，但必须经常更换。

七、乳房护理的注意事项

（1）清洁、热敷和按摩乳房可以月嫂为主进行，也可月嫂在旁做准备、辅助和指导工作，以产妇为主进行。

（2）有乳头凹陷者，应特别注意乳头的清洁。

（3）如果乳头发炎、乳腺发炎、乳房手术者则不能进行乳房护理。

（4）切忌用肥皂或酒精之类刺激较大的清洁物品，以免引起局部皮肤干燥、皲裂。

第四节 剖腹产护理

一、术后护理

（1）去枕平卧6小时，头偏向一侧。6小时内禁食。6小时后可以枕枕头。注意观察尿管是否通畅，观察刀口有否渗血。24小时拔尿管后床上翻身。3~4天下床活动，预防肠粘连，下肢静脉栓塞。手术后5~7天拆线。完全恢复4~6个星期。

（2）术后6小时内禁食，6小时后宜服用一些排气类食物（如萝卜汤等），以增强肠蠕动，促进排气，减少腹胀，并使大小便通畅。少吃或不吃易发酵产气多的食物，如糖类、黄豆、淀粉等食物，以防腹胀。

（3）排气后，改为半流质，如蛋汤、烂粥、面条等，以后根据产妇体质，饮食恢复正常。拆线前禁食鱼类等发物，7~10天后再食用催乳食物。多食用粗纤维食物，防止便秘。

二、注意事项

（1）不宜静卧：术后知觉恢复后，就应有肢体活动。24小时后练习翻身，坐起。2~3天后下床活动。增强胃肠蠕动，尽早排气，还可预防肠粘连及血栓形成而引起其他部位栓塞。

（2）不宜过饱：术后多食，会导致腹胀，腹压增高，不利于康复。

（3）及时排便：由于疼痛致使腹部不敢用力，大小便不能及时排泄，易造成尿潴留和大便秘结，故应按平时习惯及时排便。

（4）严防感冒，以防切口裂伤。

（5）确保腹部切口及会阴部清洁，发痒时不要搔抓。用干净的物品擦洗。

第五节　尿潴留

一、症状

产后 2~4 小时产妇要下床排尿。6 小时不能自主排尿，小腹胀满，称尿潴留。多见于初产妇或产程较长的产妇。

二、预防

在产后 4~6 小时，无论有无尿意，应主动排尿。

此外，可在产后短时间内多吃些带汤饮食，多喝红糖水，使膀胱迅速充盈，以此来强化尿意。

三、护理

（1）不习惯卧位排尿的产妇，可以坐起来或下床小便。

（2）用温开水洗外阴部或热水熏外阴部以解除尿道括约肌痉挛，诱导排尿反射。也可用持缓的流水声诱导排尿。

（3）在耻骨联合上方的膀胱部位，用热水袋外敷，以改善膀胱的血液循环消除水肿。

如果以上方法仍不排尿，则要让医生处理。

第六节　尿失禁

妇女生育后，盆底组织松弛，耻骨尾骨肌群张力降低，咳嗽或用力时由于腹内压升高压迫膀胱引起尿失禁。

（1）产后在身体尚未复原之前，不宜过早地剧烈运动或用力过度或提重物。

（2）尽量避免感冒，一旦感冒及早治疗，因感冒有咳嗽可引起尿失禁。

（3）进行缩肛锻炼，即做收缩肛门的动作，每天 30 次左右。

（4）做憋尿动作。每天有意憋尿两次，每次 10 分钟。

第七节　褥汗

在产后最初几天，产妇总是出汗较多，特别是在睡眠时和初睡时，常见产妇衣服、被子都被汗水浸湿，医学上将此种生理现象称为"褥汗"，产后多汗并非病态，也不是身体虚弱的表现，一般数日内自行好转，不需特殊处理。但要注意：

（1）要注意出汗后受凉伤风。

（2）内衣经常换洗。

（3）更衣前用毛巾擦干身上的汗液，保持皮肤的清洁卫生。

第八节　便秘

产妇在月子里卧床时间长、活动少，肠蠕动减弱，或过量摄入少渣高蛋白食物，少吃水果、蔬菜，体内缺乏促进肠蠕动的纤维素，或由于会阴伤口疼痛，不敢用力排便，都会导致大便秘结。护理要点为：

（1）叮嘱产妇适当地活动，不能长时间卧床。产后头两天应勤翻身，吃饭时应坐起来。两天后应下床活动。

（2）在饮食上，要多喝汤、饮水。每日进餐应适当配一定比例的杂粮，做到粗细粮搭配，力求主食多样化。在吃肉、蛋食物的同时，还要吃一些含纤维素多的新鲜蔬菜和水果。

（3）叮嘱产妇平时应保持精神愉快，心情舒畅，避免不良的精神刺激，因为不良情绪可使胃酸分泌量下降，肠胃蠕动减慢。

（4）用黑芝麻、核桃仁、蜂蜜各 60 克。方法：先将芝麻、核桃仁捣碎，磨成糊，煮熟后冲入蜂蜜，分 2 次在 1 天服完，能润滑肠道，通利大便。

第六章 产褥期的卫生保健

第一节 产褥期产妇的饮食护理

产褥期的饮食调理，不仅关系到产妇的身体恢复，还关系到哺乳期产妇的营养储备。科学、恰当的饮食调养可使产妇补充足够的营养，补益受损的体质，预防产后疾病，帮助其早日恢复健康，并能够及时足量泌乳，满足喂养婴儿的需要。

一、产褥期产妇的健康饮食原则

产褥期产妇的膳食应保证健康、平衡、营养，具体来说，应遵循如下原则。

（一）少食多餐

产妇刚生完孩子，体力消耗大，又面临着哺育新生儿的重任，因此，每天所需要的热量及营养素比孕晚期要高，加上产后胃肠功能减弱，若一次吃得多，容易加重胃肠负担。产后每天最好分5~6餐进食，既可保证充足的营养，又有助于食物的消化吸收，还有助于产妇保持体重。

（二）干稀搭配

由于产后失血伤津，需要水分来促进身体康复，再加上每天的哺乳需要大量的水分，因此产妇的食物一定要做到干（米饭、肉类、鸡蛋等）稀（汤类、稀粥、牛奶等）搭配。

（三）荤素搭配

我国的传统习惯是产褥期内提倡产妇多吃鸡、鱼、肉、蛋，而忽视其他食物，特别是蔬菜、水果的摄入，其实这是一种误区。这种饮食不仅不利于消化，而且会降低食欲，造成产妇蛋白质和脂肪过剩，容易引起生理功能失调，造成肥胖、便秘、内分泌失调、恶露时间延长、子宫恢复不好、婴儿湿疹等问题。所以一定要予以改正，注重荤素搭配，做到膳食平衡。

（四）清淡适宜

产褥期的饮食尽量要清淡，食盐摄入量应根据具体情况而定。比如夏天出汗较多，摄入的盐就相对多一些。如果水肿现象明显，产后最初几天以少吃为宜，待水肿消退可恢复正常。一般来说产妇每日以5~7克盐量为宜，葱、姜、蒜等温性调味料可促进血液循环，有利于瘀血排出体外，也可少放些。

二、产褥期产妇的饮食安排

护理师应根据产妇产后身体恢复情况的需求给予相应的营养膳食。产褥期的不同阶段产妇的膳食调理重点也不同，下面就分成4个阶段加以说明。

（一）第一阶段（产后1~7天）

新产妇刚分娩后，身体虚弱，易水肿，而且会产生恶露，因此，产后第一周的饮食应注意"活血化瘀、代谢排毒、清除恶露"。下面，我们来看看产褥期第一阶段产妇适合吃的营养餐都有哪些？

1. 调理重点

排出体内的废血（恶露）、废水、废气等废物；消除水肿；补充元气，强健脾胃；促进伤口愈合，恢复子宫机能；同时也要注意预防便秘。

2. 饮食要求

（1）由于分娩时能量的消耗以及体液的大量流失，产妇产后会感觉到饥饿和口渴，如果没有麻醉等特殊原因，产后可立即进食。但是在产后第 1 天，不论是剖腹产还是顺产，产妇消化能力较弱，食物最好要清淡、稀软、易消化且富有营养，可以多喝汤或吃些面片、面条、稀饭、蒸鸡蛋羹、馄饨、小米粥等食物。

（2）剖腹产的产妇在最初的 7 天饮食要特别注意。术后 6 小时内禁食；6 小时后可饮用一些排气类的汤，还可进食米汤、藕粉等流质软食，以促进肠胃蠕动，促进排气，减少腹胀，术后 1 周内都禁食牛奶、豆浆、鸡蛋、蔗糖等胀气食品。待产妇肠道排气后，可改吃半流质食物，如蛋汤、烂粥、面条、肉汤等。

3. 注意事项

（1）第一个阶段最好不要吃水果，蔬菜也最好少吃。一般来说，产妇易出现水肿现象，由于水果含糖较多，糖分会增加身体对水分的吸收，所以会加重水肿状况，不利于瘦身。

（2）另外，要注意的是，在初乳还没有下来之前千万不要吃任何催奶的食物，在乳房没有疏通之前，过早的催奶反而会引起乳腺堵塞。

（二）第二阶段（产后 8~14 天）

经过前一周的调养与适应，产妇的体力慢慢恢复，接下来的一周该如何调理?

1. 调理重点

此段时间应补血、滋阴、促进乳汁分泌、强健筋骨、润肠通便、恢复体力、收缩子宫。

2. 饮食要求

（1）第二阶段，产妇应增加一些补养气血、滋阴、补阳气的温和食物来调理身体，同时开始补充能促进乳汁分泌的食物，如猪蹄、花生等。

（2）除了延续前一周的食材之外，还要注意身体对食物的消化情况，如果有便秘或燥热等症状，宜增加清热、促排便、利尿的食物，以免患上痔疮。

（3）另外，注意增加增强骨质和腰肾功能的食物，以缓解产后的腰酸背痛；可依产妇个人体质选用莲子、大枣、茯苓、桂圆、百合、菇类、莲藕等来调节紧张情绪和失眠，预防产后抑郁。

3. 注意事项

（1）牢记本周饮食重点是恢复而不是催乳。高蛋白食物建议在午餐吃（母乳不足者可在晚上吃），晚餐宜清淡一些。

（2）剖腹产产妇因为伤口复原速度较慢，应延后两周进补，所以这个阶段最好还是重复第一阶段的饮食。

（三）第三阶段（产后第 15~28 天）

分娩给产妇身体造成巨大影响，不可能在短时间内完全复原。通过前两个阶段渐进式的饮食调养，到了本阶段，饮食重点又是什么呢？

1. 调理重点

补筋骨、强腰膝、清火润肺、安心神、补气养血、调理体质。

2. 饮食要求

（1）产后第三阶段要注意补充体力、强健腰肾，以减少日后的腰背疼痛。

（2）从第三阶段开始加入水果、蔬菜的量也要开始增加，防止便秘。

（3）产后 3 周应以催乳为主、补血为辅。由于哺乳期会持续 1 年左右的时间，所以适当食用猪蹄汤、鲫鱼汤等可起到通乳、催乳的效果。

3. 注意事项

（1）这段时间可适当加强进补，但仍不宜食用过多的燥热食物，否则可能引发乳腺炎、尿道炎、痔疮等。

（2）此阶段不要或少食凉性水果，如梨、西瓜、猕猴桃、香蕉等。

（四）第四阶段（产后第 29~42 天）

第四阶段是产妇调整体质的黄金时期，应根据其前 3 个阶段的恢复程度，设计进补食谱，对症调补。

1. 调理重点

减重、塑身、强化体能、大补气血。

2. 注意事项

此阶段通常宜采用温润的补方，不宜食用生冷食物。为了减重和消脂，饮食最好清淡、少油腻，注意控制热量，以免进补过度，造成脂肪堆积。但同时也要兼顾好哺乳需求，注意摄取充足营养，不急于减少食量和吃素。平时要多喝白开水，红枣茶等茶饮因含有糖分最好停止饮用。

三、产褥期产妇的适宜食物

由于产褥期的特殊性，应保证产妇的膳食营养平衡，满足身体恢复所需的蛋白质、脂肪、糖类、维生素、膳食纤维、矿物质等营养素，同时注意适时摄入一些具有催乳功效的食物。

（一）营养食物

（1）黑芝麻油。黑芝麻油有乌发防脱、润肠通便、催奶发奶、温和热补的作用，同时，从营养学角度讲，黑芝麻富含不饱和脂肪酸、维生素 A、维生素 E 和钙等多种营养素，除提供产后身体所需营养外，还具有帮助产妇淡化孕斑的美容效果。

（2）老姜。姜主脾阳，有解表散寒、温肺化痰止咳、温润子宫作用，姜皮则利尿消肿。以文火爆透的老姜（不焦黑）搭配黑麻油产生相加作用，可起到暖化温补子宫和内脏的效果；取之翻炒，随之炖煮会有温和热补之食效。

（3）薏苡仁。利水消肿，健脾祛湿，可帮助消除妊娠斑，使皮肤细腻，对脱屑、粗糙等都有良好疗效。

（4）黑米。有"月米""补血米"之称，对贫血、白发、腰膝酸软疗效尤佳，还可滋阴补肾、健身暖胃，非常适合产褥期食用。

（5）糙米。益精健脾、止泄、镇静神经，促进消化吸收，有效调节新陈代谢，对产后肥胖、贫血、便秘都有很好的食疗疗效。

（6）小米。含有丰富的色氨酸、糖类、类雌激素物质等，能促进胰岛素分泌，促进大脑分泌有助于睡眠的物质，主治脾胃虚热。

（7）糯米。含有蛋白质、脂肪、糖类、钙、磷、铁、B族维生素等，可补虚补血、健脾暖胃、止汗，帮助产妇增强胃肠道蠕动。

（8）玉米片。健脾利湿，开胃益智，宁心活血，可加强肠壁蠕动，所含的亚油酸可防止血管壁的胆固醇沉淀，并能利尿、降血糖。

（9）黑豆。含有丰富蛋白质和18种氨基酸，活血利水、滋养健血、补虚乌发，延缓衰老，防止便秘，适合产后食用。

（10）红豆。健脾止泻、利水消肿，强心利尿，促进吸收。富含维生素，能维持神经系统的正常运作，对吸收功能、细胞和皮肤都有保护作用。

（11）黄豆。含有丰富优质的植物性蛋白质和卵磷脂，具有降血脂、增强记忆力的作用，对催乳有一定功效。

（12）红枣。富含蛋白质、有机酸、维生素及多种氨基酸，能补充气血、保护肝脏、增强免疫力，适量食用有助产后安血养神。

（13）枸杞。滋补调养和抗衰老的良药，最实用的疗效就是抗疲劳、降血压、美白养颜。

（14）山药。新鲜山药含有人体必需的各种蛋白质、维生素、矿物质等营养成分，有益于肠胃蠕动，并具有抗菌、抗氧化、增强免疫力的功效。而怀山药是干的山药片，中药常用来健脾固精，益胃补肾，助五脏，强筋骨，药用价值极高。

（15）冰糖。增加甜度，中和酸度，并有祛火的功效，与枸杞、山药、红枣相配成为极好的调味料，补中益气，和胃润肺。

（16）红糖。含有苹果酸、核黄素、胡萝卜素、烟酸和各种矿物质，能加速代谢，刺激造血功能，促进细胞再生。

（17）花生。富含丰富的维生素 E、锌和不饱和脂肪酸，能抗老化、增强记忆、滋润皮肤。

（18）黑木耳。黑木耳为营养丰富的食用菌，能益智清心，滋阴止痛，还可将体内废物吸附聚集，帮助代谢，还能美容瘦身。

（19）银耳。富含维生素 D，能防止钙的流失，并富含硒等微量元素，可增强机体免疫力，对产妇很有帮助。

（20）金针。金针是干的黄花菜，铁含量相当丰富，对小便不通、乳汁不下、失眠等有疗效，可作为产后调补品。

（21）香菇。富含 B 族维生素、维生素 D、铁、钾、多糖等很多营养成分，可提高机体免疫力，具有抗疲劳、调节血脂的功效。

（22）胡萝卜。富含胡萝卜素和维生素等营养成分，具有健脾和胃、补肝明目、清热解毒的功效，可缓解肠胃不适、便秘症状。

（23）栗子。具有养胃健脾，补肾强筋，活血止血的功效。富含蛋白质、B 族维生素等多种成分，对缓解产后腰膝酸软、体弱脾虚很有帮助。

（24）山楂。可活血化瘀，帮助子宫收缩，促进产后复原；可健胃助消化，还有瘦身的功效，特别适合超重的产妇食用。

（25）芡实。有开胃助气、止渴宜肾、补中益气、滋养强壮的功效，产褥期食用可调整肠胃、益气养血，防治腰酸症状。

（26）茯苓。能帮助利水渗湿，益脾和胃，宁心安神，也能增强机体免疫力，有明显的抗肿瘤及保护肝脏作用。

（27）肉桂。中药上常用来温补气血、散寒止痛、活血通经，适合产后选择性温补、调整内分泌，但孕期不可食用。

（28）莲子。清心补脾、安神明目，可治虚烦失眠。含生物碱及丰富的钙、磷、铁等矿物质和维生素，是公认的补中健体的滋补佳品。

（29）桃仁。可活血祛瘀，促进产后子宫收缩，帮助恶露排出；富含脂肪油，可润肠通便，还有抗炎、抗菌、抗过敏的作用。

（30）陈皮。长于理气燥湿，能健脾开胃，与猪脚等食材搭配可以祛腥，有增强消炎作用。

（31）通草。通草是一种中药，可通乳、利水，搭配鱼汤或猪脚，有助于泌乳，但孕期不可食用。

（32）干贝。富含核黄素和矿物质，蛋白质含量是鸡肉、牛肉的数倍。有滋阴补肾的功效，可治头晕目眩、脾胃虚弱等症状。

（33）桂圆肉。对于产后体弱、脑力衰退都有很好的食疗效果，能安神养心，补血健脾，适合睡眠不佳的产妇食用。

（34）花胶。花胶是各种鱼鳔的干制品，富含高级胶原蛋白、维生素及钙、锌、铁、硒等微量元素，帮助产后伤口复原。

（二）催乳食物

产妇在产后第二阶段应适当多吃催乳食物，如红糖水、芝麻、大枣、牛奶、豆浆、小米粥、鸡汤、肉汤、鱼汤、虾肉、猪蹄、花生、黄豆、红小豆、豌豆、丝瓜（可炒鸡蛋，或做鸡蛋丝瓜汤等）、黄花菜、鲤鱼、鲫鱼、墨鱼等。

汤类是促进乳汁分泌的重要食物，如排骨汤、牛肉汤、鸡汤、阿胶瘦肉汤、大枣木耳汤、枸杞鲫鱼汤、花生当归猪蹄汤等均是产褥期催乳的较好汤食。

四、产褥期产妇的饮食注意事项

产后调理身体的最好方法莫过于食疗法，通过进食不同营养品，弥补生产时产妇的能量流失。但是产妇的产后饮食要求较高，有一些饮食禁忌要多加注意。另外，不同产妇，体质不同，产后饮食需要注意的事项也不同。

（一）饮食忌讳

1. 忌过早大量喝汤

如果刚生产完就让产妇大量喝汤，容易使其大量分泌乳汁，而新生儿胃容量小，吸吮能力有限，吃得也少，过多乳汁会淤积于乳腺导管中，导致乳房发生胀痛。加之产妇乳头娇嫩，易发生破损，一旦被细菌感染就会引起乳腺炎，乳房出现红、肿、热、痛，甚至化脓，不仅造成产妇乳房疼痛，还会影响正常哺乳。

因此，护理师不宜过早为产妇催乳，宜在泌乳1周后逐渐增加喝汤的量，以适应新生儿进食量渐增的需要。1周后喝汤的量也以不引起乳房胀痛为原则。

2. 忌给产妇喝浓汤

浓汤脂肪含量很高，产妇食用过多高脂肪食物，会使乳汁中的脂肪含量增加，不利于新生儿吸收营养，易引发新生儿腹泻。同时，摄取过多脂肪易引起产妇身体发胖，不利于产后身材恢复。

因此，护理师应为产妇多做一些低脂肪、有营养的荤汤和素汤，如精肉汤、蔬菜汤、蛋花汤、鲜鱼汤等。要提醒产妇，汤和肉要一同吃，以更好吸收营养。

3. 忌喝红糖水过多、过久

产妇产后喝红糖水可补充碳水化合物和补血，促进恶露排出，有利于子宫复位。但若饮用红糖水过多，会损坏产妇牙齿，增加恶露中的血量，造成产妇继续失血，反而引起贫血。夏季喝红糖水过多，还会导致产妇出汗过多，使身体更加虚弱，甚至引起中暑。

因此，产妇在产后喝红糖水的时间，以 7~10 天为宜。护理师应注意这一点，并为产妇及其家属做好解释工作。

4. 忌饮用茶水、咖啡

产褥期产妇不宜喝茶水。因为茶水中含有鞣酸，它可以与食物中的铁结合，影响肠道对铁的吸收，促使产妇发生贫血。而且茶水越浓，鞣酸含量越高，对肠道吸收铁的影响越大。茶叶及咖啡中含有的咖啡因，饮用后会刺激产妇大脑兴奋，影响其睡眠，不利于其身体恢复。同时，咖啡因还可以通过乳汁进入新生儿体内，使新生儿发生肠痉挛，出现无由啼哭的现象。

因此，护理师可制作一些新鲜果汁及清汤，代替茶水让产妇饮用。

5. 忌吃巧克力

巧克力中所含的可可碱能够进入母乳，通过哺乳被婴儿吸收并蓄积在体内。久而久之，可可碱会损伤婴儿的神经系统和心脏，并使肌肉松弛，排尿量增加，导致婴儿消化不良，睡觉不稳，经常爱哭闹。

因此，护理师应叮嘱产妇哺乳期间偶尔可品尝一下巧克力，但不宜经常食用。

6. 忌过早节食减肥

有的产妇刚生产完就开始迫不及待地节食。这种做法不仅损害产妇自身健康，不利于身体康复，而且也不能保证有足够的母乳哺喂婴儿。对于体重过重的产妇也不宜采取节食的方法减肥，尤其是哺乳者。

对此，护理师可指导产妇多吃蔬菜，并适当进行运动和锻炼。

7. 忌吃硬、咸、生冷食物

产妇在产后身体虚弱，活动量较小，吃硬食容易造成消化不良。产妇过多食用生冷食物（如雪糕、冰淇淋、冰镇饮料和过凉的拌菜等），不仅会影响牙齿和消化功能，还容易损伤脾胃，不利于恶露排出。产后排汗、排尿增多，体内盐分流失增多，需摄取适量盐分，但不宜摄食过多盐分，以免导致产妇水肿，诱发产后高血压。

因此，护理师在为产妇制作餐食时，注意食物要软硬适宜，少量放盐，要保证食物温热。

8. 忌食辣椒、酒等刺激性食物

产妇产后气血虚弱，若进食辛辣、酒等发散类刺激性食物，容易伤津、耗气、损血，加重产后气血虚弱，甚至发生内热上火、口舌生疮、便秘或痔疮等病症。若进食刺激性食品，会影响睡眠及肠胃功能，哺乳后易造成婴儿腹泻、口腔上火、流口水等病症。也不宜食用酸涩收敛食物：如乌梅、南瓜等，以免阻滞血行，不利于恶露的排出。

因此，护理师为产妇制作的膳食宜清淡，尤其在产后 5～7 天，应以软饭、蛋汤等为主，忌选用大蒜、辣椒、胡椒、茴香、酒、韭菜等辛辣温燥食物。

9. 忌乱进补

产妇，尤其是高龄产妇，产后身体虚弱，宜温补但不宜大补或随意乱进补，以防虚不受补；例如，不宜在鸡汤、骨头汤中加一些鹿茸等大补之物。要依据产妇的身体状况和体质，科学合理地进补，同时可在中医指导下服用适量药膳或保健品调理体质。

10. 忌食味精

味精的主要成分是谷氨酸钠，哺乳的产妇如果在摄入高蛋白饮食的同时食用大量味精，谷氨酸钠会通过乳汁进入婴儿体内，并与婴儿体内的锌发生特异性结合，形成不能被身体吸收的谷氨酸锌而随尿排出，从而导致婴儿缺锌，造成智力减退、生长发育迟缓等。

另外，哺乳期避免食用麦乳精，因为其是以麦芽为原料，而麦芽有回奶的作用，常吃会影响乳汁的分泌。

（二）不同体质产妇的饮食注意事项

不同体质产妇的饮食也有所不同，护理师在照顾产妇饮食时，要注意观察产妇的体质情况，并据此提供个性化的膳食服务。

1. 寒性体质

（1）寒性体质产妇的特性。面色苍白，怕冷或四肢冰冷，口淡不渴，大便稀软，频尿、量多色淡，痰清，涕清稀，舌苔白，易感冒。

（2）适用食物。这种体质的产妇肠胃虚寒，气血循环不良，应吃较为温补的食物，如麻油鸡、烧酒鸡、四物汤、四物鸡或十全大补汤等，原则上不能太油，以免引起腹泻。食用温补的食物或药补可促进血液循环，达到气血双补的目的，而且筋骨较不易扭伤，腰背也不易酸痛。

（3）忌食食物。忌食寒凉蔬果，如西瓜、木瓜、葡萄柚、柚子、梨、杨桃、橘子、番茄、香瓜、哈密瓜等。

（4）宜食食物。荔枝、龙眼、苹果、草莓、樱桃、葡萄。

2. 热性体质

（1）热性体质产妇的特性。面红目赤，怕热，四肢或手心、足心热，口干或口苦，大便干硬或便秘，痰涕黄稠，尿量少、色黄赤、味臭，舌苔黄或干，舌质红赤，易口破，易长痘或痔疮等。

（2）适用食物。不宜多吃麻油鸡（煮麻油鸡时，姜及麻油用量要减少，酒也要少用）；宜用滋补食物，如山药鸡、黑糯米、鱼汤、排骨汤等，蔬菜类可选丝瓜、冬瓜、莲藕等，或吃青菜豆腐汤，以降低火气。

（3）宜忌食物。荔枝、龙眼、苹果等不宜多吃，可少量吃些柳橙、草莓、樱桃、葡萄。

3. 中性体质

（1）中性体质产妇的特性。不热不寒，不特别口干，无特殊常发作的疾病。

（2）适用食物。饮食上较容易选择，可以食补与药补交叉进行。如果补了之后口干、口苦或长痘子，就停止药补，吃些降火的蔬菜（如苦瓜、芹菜、黄瓜、冬瓜等），也可喝一小杯常温的纯橙汁或纯葡萄汁。

五、产褥期产妇营养餐的制作

产妇营养餐的制作主要分为 3 个步骤：制作前的准备工作→制作→制作后处理。

（一）制作前的准备工作

1. 制订食谱

在产褥期内，产妇除了要补充足够的营养促进产后体力的恢复外，还要哺喂婴儿，因此需要均衡的营养素、多量的汤汁、多样化的主食、丰富的水果蔬菜。

由于产妇不定时哺乳，需要每日增加就餐的次数，一般为每日 6 餐，分为早（早晨 7：30 左右）、中（中午 11：30 左右）；晚（下午 6 点左右）3 次主餐和上午 10 点、下午 3 点、晚上8点3次加餐。每天1~2杯牛奶，2~3个鸡蛋。中、晚餐一荤菜、一素菜、一汤，加餐可选择各种粥和馄饨、小点心、水果等，每天的主食可多种变化。护理师可根据产妇的口味制订营养餐食谱。

2. 采购

护理师应到正规商店或超市购买新鲜的食材，要选择经过检验检疫后的肉类食品。

以蔬菜为例，应选用虫害少、农药污染少、残留少的应季蔬菜，如青椒、番茄、马铃薯、胡萝卜等茄果类，根茎类蔬菜，葱、蒜、洋葱、香菜等，莲藕、茭白等水生类蔬菜，南瓜、地瓜、山药、冬笋等。选购时，要注意观察蔬菜的质地是否新鲜细嫩、色泽是否光亮、水分是否充足、表面是否有伤痕；尤其是选购叶类蔬菜时，要看菜的新鲜程度，以枝叶鲜嫩、肥壮、挺拔、棵茎整齐，无蔫叶、腐叶、黄叶的为宜。

有包装的可查看食品包装上的产地、保质期等信息。尽量不选烟熏、烧焦、腌制、发霉的食物。另外，食物首选低温保存，也可通过加热、风干等方法保存食品，防止食品腐败变质。

（二）制作

护理师为产妇制作营养餐时，需要一般厨具和煲汤锅。并掌握以下几个原则。

（1）处理生菜和熟食的菜板、刀具要分开。

（2）对烹制原料切配数量估计准确，一次做菜，一餐吃完，不宜留作第二天食用。

（3）烹调方式科学合理。以蒸、煮、炖、炒、焖为主，避免采用腌制、煎、炸、烤等方式。例如，煲汤主料乌鸡、排骨等可以凉水下锅，微火慢煮，以保持营养成分。

（4）餐食应注意色、香、味俱全，既有营养，又能使产妇享受到就餐的快乐。值得注意的是不要放辛辣、刺激性的调味品。

（5）营养搭配要均衡，改变传统坐月子期间只吃小米粥、红糖、鸡蛋、鸡汤的单调膳食观念，也不宜让产妇天天大鱼大肉。宜荤素搭配，在保证营养的同时，应适当添加蔬菜、水果。

（三）制作后处理

（1）及时将使用过的炊具清洗干净，并放回原处，摆放整齐。

（2）将灶台、灶具周围清理干净，清扫地面并用拖把擦干净。

（3）产妇就餐后收拾好餐具，清洗干净，并将可以保留的汤菜加保鲜膜放入冰箱。

注意事项：对于产后出现不同身心状况的产妇，可根据医嘱制作相应的食疗方，通过饮食促进身体的恢复，缓解精神的不适。

（1）产褥期产妇健康饮食的原则。

（2）产褥期产妇4个阶段的膳食调理重点及注意事项。

（3）产褥期产妇适宜的营养食物、催乳食物。

（4）产褥期产妇的饮食禁忌。

（5）寒性体质和热性体质产妇的饮食宜忌。

（6）为产褥期产妇制作营养餐的流程及注意事项。

第二节　产褥期产妇的卫生指导

产妇产后身体虚弱、抵抗力差，如不及时做好卫生护理，极易导致感染。所以指导产妇做好卫生护理对产妇的产后恢复十分重要。

下面将主要从口腔清洁、头发清洁、皮肤清洁、会阴清洁4个方面讲解护理师应如何为产妇提供卫生指导服务。

一、口腔清洁

产褥期产妇进食次数较多，吃的东西也较多，如不注意漱口刷牙，容易使口腔内细菌繁殖，发生口腔疾病。因此，护理师应指导产妇每天早晚各刷牙一次，饭后及时用淡盐水漱口，保护口腔和牙齿。刷牙应用温开水而不能用冷水，常见口腔清洁方法如下。

（一）指刷法

产后 3 天内最好用指刷法。指刷法有活血通络、健齿固牙，避免牙齿松动的作用。具体操作方法：护理师指导产妇自行用手指刷牙。将右手食指洗净，或用干净纱布缠住食指，再将牙膏挤于手指头上，犹如使用牙刷一样来回上下揩拭，然后用食指按摩牙龈数遍。

（二）刷牙法

产妇刷牙应使用软毛牙刷，刷牙前要用开水把牙刷泡软。刷牙的具体方法：用温开水刷牙，不可用力过猛，每次 2~3 分钟即可。要用竖刷法，上牙应从上往下刷，下牙从下往上刷，咬合面上下来回刷，而且里外都要刷到，这样才能保持牙齿的清洁。

注意：必要时遵医嘱用漱口水或药液漱口。饭后漱口和晚上刷牙后不宜再吃东西，特别是不要吃甜食。若有吃宵夜的习惯，宵夜后应再刷一次牙。

（三）药液含漱法

如用陈皮 6 克、细辛 1 克，加沸水浸泡，待温后去渣含漱，能治疗口臭和牙龈肿痛。

二、头发清洁

产褥期产妇新陈代谢旺盛，出汗多，适时洗头、每天梳头可保持头发清洁，避免感染；可促进头皮局部血液循环，保持好的发质；还可刺激头皮上的经络，提高精神。一般产妇产后 1 周健康状况允许，即可洗头、梳头。护理师应指导孕妇正确进行头发清洁，特别需要叮嘱产妇注意以下几点。

（1）洗头前，要关闭电风扇及空调，关好门窗，避免对流风。并调节适宜的室温。

（2）备好洗头用品，如水盆、水壶（内盛热水）、洗发水/膏、毛巾等，洗头水温要适宜，最好保持在 37 ℃左右。可用生姜或姜皮煮过的水洗头，可以祛风。注意避免使用具有刺激性的洗发用品。

（3）洗头次数不宜太多，夏天一天一次或两天一次为宜。

（4）洗头时，可指导产妇用指腹轻轻按摩头皮。洗头后及时将头发擦干，再用干毛巾包裹，避免头皮受冷刺激，引起头痛。在头发未干透时暂不外出，不要结辫，也不宜立即睡觉，避免湿邪侵入人体内，引起头痛和脖子痛。

（5）梳理头发最好使用木梳或牛角梳，避免产生静电刺激头皮。

（6）由于雌激素和孕激素水平在产后骤降，产妇在洗头时，可能脱发较多，是正常现象，护理师应叮嘱产妇不必担心，此现象会随着自身激素水平的调节而改变。

三、皮肤清洁

产妇的皮肤排泄功能比较旺盛，容易出汗，特别是睡眠和初醒时更多，汗液常会浸湿衣服，这种情况往往需要几天的时间才能好转。与此同时，乳房开始泌乳，有的产妇听到婴儿哭声或到了喂奶时间，乳汁就会反射性地流出；有的产妇则漏奶，乳汁不断外流，使乳罩、内衣湿透。此外，产妇产后阴道排出血性恶露，常污染内裤和被褥。

因此，护理师应指导产妇经常洗澡和擦浴，保持皮肤清洁卫生，以利于产后恢复和乳汁分泌，促进伤口愈合、身体血液循环，防止皮肤感染。

（一）洗澡方式及频率

产后洗浴应以淋浴为宜，不适宜盆浴，以免发生感染。若自然分娩且无侧切伤口，产妇体质许可，产后即可淋浴；若自然分娩有侧切伤口，可于 3 天后进行淋浴；若为剖腹产，则应待腹部伤口愈合后（产后 10 天左右）进行淋浴，此前可进行擦浴。如果产妇会阴伤口大或撕裂严重、腹部有刀口，须等待伤口愈合再洗澡，此前护理师或家人可给予擦浴。

夏季应每日沐浴（可于早上、中午、晚上各协助产妇擦浴一次），春秋冬季应 3~5 天沐浴一次。

（二）洗澡要求和注意事项

（1）产后洗澡讲究"冬防寒，夏防暑，春秋防风"。夏天，浴室温度保持常温即可，天冷时浴室宜暖和、避风。洗澡时应关闭门窗，避免对流风，水温不宜太热，以 35~37℃ 为宜。夏天不可用较凉的水冲澡，以免引起恶露排出不畅、腹痛及日后月经不调、身痛等。冬天浴室温度也不宜过高，否则浴室里弥漫大量水蒸气，易导致缺氧，使本来就身体虚弱的产妇站立不稳。

（2）产妇产后体虚，洗浴时间不宜太久，控制在 20 分钟以内，以免时间过久，发生虚脱等意外。叮嘱产妇不宜空腹洗浴；在洗浴过程中最好有护理师或家人陪伴身旁，要防止产妇滑倒、摔伤等意外发生；洗浴过程中产妇如有不适，应立即停止。

（3）擦浴时，护理师应准备好干净的水盆、温水、清洁毛巾，请产妇自行（或协助其）擦浴。擦浴的方法：在消毒的水盆里加入开水和米酒水各半，再加入 10 毫升的药用酒精、10 克盐，搅拌均匀即成擦浴水。用洁净毛巾沾湿、拧干，指导产妇擦拭腹部及流汗的地方。擦拭干净后还要抹上不带凉性的痱子粉。

（4）洗浴后，叮嘱产妇尽快用干毛巾擦干身体，换上干净的衣服，暂时不要外出，避免受凉。产后产妇出汗较多，每日浴后应更换内衣、内裤。

（5）护理师可指导产妇每天睡前洗脚，用温水泡脚2~3分钟，轻搓脚底及趾缝，洗后擦干。必要时修剪趾甲。产妇所穿的袜子和鞋子不宜太紧，以免影响血液循环。

四、会阴清洁

产后会阴部产生的恶露、分泌物等若不及时清洗，容易上行感染，引起妇科炎症，所以产妇应勤换内裤和卫生棉，每日清洗会阴，保持会阴的干爽清洁。

对于会阴无切口者，护理师可指导其每次大小便后，用温开水由前向后冲洗或擦洗外阴。如果会阴有伤口，护理师可指导产妇用1：5 000的高锰酸钾溶液冲洗会阴部，擦洗时应由内向外，由上至下，每天2~3次直至缝线拆掉。

清洗会阴前，先将不锈钢或瓷质容器、纯棉毛巾用开水煮烫，并洗净双手，准备适量温水，加适量高锰酸钾（注意不要配制得太浓），用流水方法冲洗，洗后用专用毛巾擦干。

若使用消毒会阴垫（恶露垫），则应经常更换，保持会阴部清洁，预防感染。如果会阴部伤口有疼痛，可用95%酒精纱布湿敷或用50%硫酸镁湿热敷，还可用0.01%~0.02%高锰酸钾或阴道洗剂水坐浴，每日2次，每次20~30分钟，以利于消肿，促进硬结软化，减轻疼痛。

第七章　特殊产妇护理

第一节　高龄产妇的护理

一、年龄越大越易产后抑郁

从临床上来看，孕妇年龄越大，产后抑郁症的发病率越高，这可能与产后体内激素变化有关。从很多病例来看，很多产后抑郁症在产前就已有先兆，如常常莫名哭泣、情绪低落等，这时家人一定要多加安慰，安抚孕妇情绪。

二、产后42天都要静养

高龄孕妇产后要注意静养，不仅是刚生产完头几天要静养，在整个产褥期（产后42天）都要在安静、空气流通的环境中静养，不宜过早负重及操持家务。

高龄产妇中有60%都是剖腹产，手术后的第一天一定要卧床休息。在手术6小时后，应该多翻身，这样可以促进淤血的下排，同时减少感染，防止发生盆腔静脉血栓炎和下肢静脉血栓炎。产妇刚分娩之后，体内的凝血因子一般会增加，以促进子宫收缩和恢复，也能起到止血的作用。但如果总是躺着不动，容易引起血流缓慢，会导致血栓形成，从而造成下肢坏死和盆腔供血障碍。

在手术24小时后，产妇可下床活动，在48小时后，产妇还可以走得更多一些。这样可促进肠蠕动，减少肠粘连、便秘及尿潴留的发生。慢走的时间，要根据产妇的身体状况来进行调整。

三、乳房的护理

研究表明，高龄产妇比适龄产妇产后患上乳房疾病的概率高3倍。因此，乳房保健对高龄产妇来说尤其重要。

（一）选择合适的胸罩

（1）选择能覆盖住乳房所有外沿的型号为宜。

（2）肩带不宜太松或太紧，其材料应有一定的弹性。

（3）乳罩凸出部分间距适中，不可距离过大或过小。

（4）选择纯棉的材料。

（5）保证胸罩的干净卫生，洗完以后要把内面暴露在太阳底下晒干。

（二）乳头、乳晕部位也要清洁

每次喂奶以前，要把乳头洗干净。另外，要注意正确哺乳，防止乳汁积蓄。

（三）不要强力挤压乳房

（1）睡姿要正确。产后女性的睡姿以仰卧为佳，尽量不要长期向一个方向侧卧，这样不仅易挤压乳房，也容易引起双侧乳房发育不平衡。

（2）夫妻同房时，应尽量避免男方用力挤压乳房，否则，会导致内部疾患。

（四）不要过度节食或禁食

高龄产妇极需营养丰富并含有足量动物脂肪和蛋白质的食品，以使身体各部分储存的脂肪增加。乳房内部组织大部分是脂肪。乳房内脂肪的含量增加了，乳房才能得到正常发育。

（五）定期体检

产前要进行体检确定乳房，尤其是乳头的情况，如果有乳头凹陷等问题要及时在医生的指导下进行处理。

产后如果出现乳房红肿、疼痛等情况也要及时就医，以防因乳腺炎影响哺乳。

另外，每月要进行一次乳房自查，每年要到医院用仪器对乳房进行一次检查，这对乳腺疾病，包括乳腺癌等疾病的早发现、早治疗很有好处。

四、产后宜温补，不宜大补

高龄孕妇产后都很虚弱，一定要吃些补血的食物，但不能吃红参等大补之物，以防虚不受补。比较适合的是桂圆、乌鸡等温补食品。此外，要补充蛋白质。蛋白质可以促进伤口愈合，牛奶、鸡蛋海鲜等动物蛋白和黄豆等植物蛋白都应该多吃。对于所孕新生儿较大的产妇，由于子宫增大压迫下肢静脉，容易引起痔疮。所以，还应多吃水果和蔬菜。总体说来，产妇的饮食清淡可口、易于消化吸收，且富有营养及足够的热量和水分。

第二节 剖腹产产妇的护理

一、剖腹产后的护理

（一）清淡饮食

剖腹产产妇术后6小时内因麻醉药药效尚未消失，全身反应低下，为避免引起呛咳、呕吐等，应暂时禁食，若产妇确实口渴，可间隔一定时间喂少量温水。术后6小时，可进食流食，如鸡鸭、鱼、骨头汤等。进食之前可用少量温水润喉，每次大约50毫升，若有腹胀或呕吐应多下床活动，或者用薄荷油涂抹肚脐周围。第一餐以清淡、简单、少量为宜，如稀饭、清汤。若无任何肠胃不适，则可在下餐恢复正常的食量，哺喂母乳的妈妈可多食用鱼汤及多喝水。

术后尽量避免摄取容易产气的食物，其他则依个人喜好适量摄取。避免油腻和刺激性的食物，多摄取高蛋白、维生素和矿物质以帮助组织修复。此外，多摄取纤维素以促进肠道蠕动，预防便秘。其他饮食可以和顺产产妇的相同。

（二）及时大小便

一般剖腹产术后第二天，在静脉滴注结束后导尿管会被拔掉，拔掉后3~4小时应提醒产妇排尿，以起到自然冲洗尿路的作用。如果产妇不习惯卧床小便，则可协助其下床去厕所，若再解不出小便，则应告诉医生，直至能畅通排尿为止，否则，易引起尿路感染。

剖腹产后，由于伤口疼痛使腹部不敢用力，大小便不能顺利排泄，易造成尿潴留和便秘，如果有痔疮，情况将会变得更加严重，所以，手术后应嘱咐产妇按照平时的习惯及时大小便。

（三）尽早下床活动

孕晚期和产后比较容易出现下肢深静脉血栓，剖腹产的产妇更容易发生此病。引起此病的危险因素包括肥胖、不能早日下床活动、年龄较大、多胎经等。临床表现为下肢疼痛、压痛、水肿、心跳及呼吸加速。

剖腹产术后双脚恢复知觉就应该进行肢体活动，所以，月嫂应在24小时后协助产妇练习翻身、坐起，并下床慢慢活动，当导尿管拔除后更应多走动，这样不仅能增加胃肠蠕动，还可预防肠粘连及静脉血栓形成等。下床活动前可用束腹带绑住腹部，这样走动时，就会减少因振动碰到伤口而引起的疼痛。

（四）密切观察恶露

不管是顺产还是剖腹产，产后都应密切观察恶露。剖腹产时，子宫出血比较多。所以，应注意阴道出血量，如发现阴道大量出血或卫生棉垫 2 小时内就湿透，且超过月经量很多时，就应及时通知医护人员。

正常情况下，恶露 10 天内会从暗红色变为淡黄色，分娩后两周变为白色，4~6 周会停止，若超过 4 周还有暗红色的分泌物或产后两个月恶露量仍很多时，应到医院检查。看子宫恢复是否不佳，或子宫腔内是否残留有胎盘、胎膜，或是否发生合并感染。

二、剖腹产后的康复

（一）产后深呼吸运动

（1）产妇仰躺于床上，两手贴着大腿外侧，将体内的气缓缓吐出。

（2）两手往体侧略张开平放，用力吸气。

（3）然后一面吸气，一面将手臂贴着床抬高，与肩呈一直线。

（4）两手继续上抬，至头顶合掌，暂时闭气。

（5）接着，一边呼气，一边把手放在脸上方，做膜拜状姿势。

（6）最后两手慢慢往下滑，手掌互扣尽可能下压，同时，呼气，呼完气之后，两只手放开回复原姿势，反复做 5 次。

（二）下半身伸展运动

（1）仰躺，两手手掌相扣，放在胸上。

（2）右脚不动，左膝弓起。

（3）将左腿尽可能伸直上抬，之后换右脚，重复做 5 次。

（三）腹腰运动

（1）产妇平躺在床上，旁边辅助的人用手扶住产妇的颈下方。

（2）辅助者将产妇的头抬起来，此时产妇暂时闭气，再缓缓吐气。

（3）辅助者用力扶起产妇的上半身，产妇在此过程中保持呼气。

（4）最后，产妇上半身完全坐直，吐气休息，接着再一边吸气，一边慢慢由坐姿恢复到原来的姿势，重复做 5 次。

主要参考文献

陈帖，2019. 母婴护理师（月嫂）培训教材［M］. 北京：旅游教育出版社.

王秀英，史文霞，2018. 跟金牌月嫂做月子餐［M］. 北京：中国轻工业出版社.

张瀚文，韦国，2020. 母婴护理员（月嫂）：上岗手册［M］. 北京：化学工业出版社.

张素英，2018. 五星月嫂教你护理新生儿［M］. 南京：江苏凤凰科学技术出版社.

张晓静，李蕊，冯淑菊，2018. 协和医院护理专家：月嫂培训手册［M］. 北京：化学工业出版社.

张玉静，李梦，2019. 母婴护理员（月嫂）［M］. 北京：中国农业科学技术出版社.